了不起的护眼妙招
一日一读

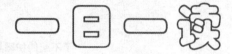

石一宁　陈卓　贾英　主编

陕西新华出版传媒集团

陕西科学技术出版社

Shaanxi Science and Technology Press

—— 西安 ——

图书在版编目（CIP）数据

了不起的护眼妙招：一日一读 / 石一宁，陈卓，贾英主编 . — 西安：陕西科学技术出版社，2022.9（2023.06. 重印）

ISBN 978-7-5369-8553-7

Ⅰ . ①了… Ⅱ . ①石… ②陈… ③贾… Ⅲ . ①近视—防治 Ⅳ . ① R778.1

中国版本图书馆 CIP 数据核字 (2022) 第 144973 号

了不起的护眼妙招　一日一读
LIAOBUQI DE HUYANMIAOZHAO　YIRIYIDU

石一宁　陈卓　贾英　主编

责任编辑	付　琨　潘晓洁　郭　妍
封面设计	曾　珂

出 版 者　陕西新华出版传媒集团　　陕西科学技术出版社
　　　　　西安市曲江新区登高路 1388 号陕西新华出版传媒产业大厦 B 座
　　　　　电话（029）81205187　传真（029）81205155　邮编 710061
　　　　　http://www.snstp.com

发 行 者　陕西新华出版传媒集团　　陕西科学技术出版社
　　　　　电话（029）81205180　81206809

印　　刷　河北浩润印刷有限公司
　　　　　（河北省沧州市肃宁县河北乡韩村东洼开发区188号）

规　　格　787mm×1092mm　16 开本

印　　张　10

字　　数　130 千字

版　　次　2022 年 9 月第 1 版
　　　　　2023 年 06 月第 2 次印刷

书　　号　ISBN 978-7-5369-8553-7

定　　价　48.00 元

编委会

主　编　石一宁　陈　卓　贾　英

副主编　（以姓氏笔画为序）

古少伟　田慧丽　许志强　杜　娟　庞　云　庞伯兴

赵　兵　姚　森

编　者　（以姓氏笔画为序）

王　妮　左　浩　史红心　台光明　刘有信　肖　勇

吴龙飞　陈晓娟　林　磊　赵　婧　段骊龙　魏　静

绘　图　张芸姬

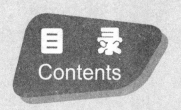

目录
Contents

第②章　爸妈必须要知道的近视知识

第**3**章

预防近视必须保持良好的亲子关系

第**4**章

保护眼睛，生活处处有窍门

第 ⑥ 章 帮助孩子戴好眼镜

第❼章 爸妈必须学习的中医护眼法

第**8**章

护眼小厨房

第1章
爸妈必须要避开的近视误区

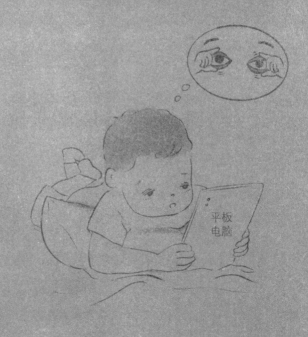

平板电脑

001 孩子突然就近视了

孩子不会突然近视！之所以觉得孩子在短期内近视主要是家长对近视没有全面的认识，包括对视觉发育中正常屈光形成过程认识不完全和对近视形成过程中的"隐性近视"阶段缺乏认识。现如今，家长们对孩子学习的重视程度远远超过了对眼健康的关注，导致大部分家长错失了早期发现近视的时机，觉得近视是"突然"发生的。

002 视线模糊、看东西吃力说明孩子近视了

并非如此！视力模糊最常见的原因除了近视，还有很多原因，包括斜视、弱视、炎症，以及各种眼病引起的后遗症等。近视，顾名思义就是近的东西看得清楚，而远的东西看得模糊。

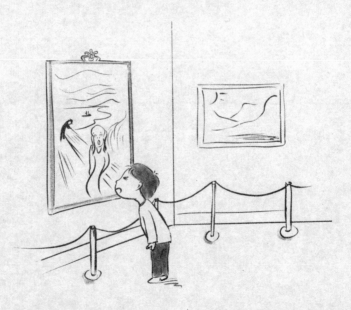

📅 003 近视只是看东西不清楚，影响不大

高度近视可能导致失明，家长不能掉以轻心。有数据显示，在失明人口中，高度近视已经高居失明的第二大原因，第一大原因是白内障。值得注意的是，白内障是可治疗的，而高度近视引起的病理性近视，如黄斑病变、视网膜脱离和开角型青光眼所导致的失明却无法治疗。

📅 004 眯眼看东西无关紧要

孩子眯眼看东西要得到重视！每个人大概都有眯着眼睛看东西的经历，因为稍微眯一下眼会看得比较清楚。然而，这种行为却可能隐含屈光不正（近视、远视或散光）的情况。家长若发现孩子经常眯着眼睛看书或看电视，可能已有屈光度问题，要尽早带孩子做视力捡查。

📅 005 眼睛疲劳，睡觉就能轻松解决

睡觉并不能完全缓解眼疲劳。正确的做法应该是先做眼部检查，矫正可能存在的近视、远视和散光，同时劳逸结合，双眼向远处眺望或向上看、左右转动，以舒缓疲劳，同时到户外活动手脚与躯干，散步，做广播操，进行有效的休息。

📅 006 压力大不会影响视力

若孩子压力大、睡眠不好，会造成体内褪黑素分泌紊乱，容易出现

眼睛干涩、畏光等问题，看东西时也更容易视疲劳。家长应采取多种方法及时帮助孩子疏导心理压力，如听些舒缓的轻音乐、坚持户外运动等。

007 近视有真假之分

中华医学会眼科学会眼屈光学组制定的《真、假性近视定义与分类标准》指出，睫状肌麻痹后，屈光状态的改变，如近视消失，呈现正视或远视者为假性近视或调节性近视；近视屈光度未降低或降低度数 <-0.50D 者为真性近视。家长们应该清楚，假性近视可能会发展为真性近视。

008 假性近视者戴眼镜久了就会变成真性近视

假性近视本身可能就是初发的真性近视，这类孩子的近视度数可能会逐渐增高，戴眼镜之前，应该进行视功能检测、视功能康复训练。

009 祖孙三代都不近视，孩子肯定不会近视

此说法并不正确！近视虽然和遗传有关，但也取决于后天的用眼及生活习惯，且后者的影响可能更大。如居住环境狭窄、孩子缺乏户外活动、升学压力增大、近距离用眼习惯激增等都会加快近视形成。

010 高度近视的父母所生的孩子一定近视

并非如此！有近视家族史的孩子，发生近视的概率较普通人高。父

母双方都是高度近视，小孩得近视的概率更高，但并不是百分之百。若父母近视，孩子每周有大量的户外运动时间，改变近视的生活环境，孩子近视的可能性就会降低。

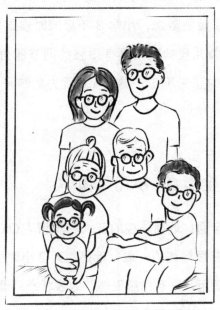

近视 + 近视 = 近视？

011 孩子一定要看到 1.0

不要盲目追求 1.0 的视力！面对巨大的社会压力，很多家长都忙于工作，在孩子表示他们看不清黑板上老师写的字的时候，会匆忙地给孩子配一副眼镜，让孩子的矫正视力达到 "1.0"，或者忽视幼儿的眼发育，误将测量成人视力的标准用于孩子，对处于生长发育中的孩子盲目地要求视力要达到 1.0。这些都是非常错误的。

012 1.0 视力的孩子就一定不近视

并非如此！很多家长都曾有过这样的经历，孩子上幼儿园的时候还是 +2.0D 的远视，视力 0.8，没有经过人为干预，1 年后验光成了远视散光，再后来成了近视散光，小学 3 年级的时候孩子已经是 −1.0D 的近视了。这是因为儿童的眼睛具有很强的调节能力，会在一段时间内掩饰一定范围内的屈光不正，导致 1.0 视力的孩子在 1 年或 2 年后患上近视。

013 近视防控全靠 OK 镜和药物

此说法并不全面！近视防控的三大利器除了 OK 镜、低浓度阿托品眼药水以外，还有很重要的一点，就是每天 2 小时的户外光照。OK 镜和药物并非人人适用，只有角膜形态、眼表状态、调节功能等方面的检查均合格，排除药物禁忌症后，医生才可能对其进行相应的近视防控。

014 只要待在户外就可以预防近视

待在户外 ≠ 预防近视！户外活动之所以能预防近视，是因为户外的光照强度非常大，是室内光照的几百倍，而光照强度是预防近视的核心。所以，并非简单待在户外就可以预防近视，还需要有氧运动。也可进行阅读、画画等活动。

015 连续在户外光照 2 小时预防近视的效果最佳

并非如此！最新的研究表明，间断地暴露在户外 2 小时的预防近视效果优于连续在户外光照 2 小时。所以，家长可以增加孩子每日户外活动的频率，总时长最少需要满足 2 小时即可。

016 孩子放假在家，近视的发生率会下降

放假 ≠ 用眼减少！孩子放假期间，如果有很多的家庭作业要完成或者看书、玩手机、看电视的时间过长，每天都缺乏足够的户外光照等，反而会增加近视发生的概率。

017 阴天最好在室内活动

无论是阴天还是晴天，大自然的光线都优于室内光线。所以，阴天时，家长也可以让孩子在户外接触大自然，享受更开阔的视野，大大增加预防近视的效果。

018 一套桌椅用数年

高度适宜的桌椅有助于孩子保护视力。如果桌椅高度能调节，家长可根据"坐于椅子或者凳子上，大腿与小腿垂直，脊背挺直时，上臂下垂，手肘在桌面下 3~4 厘米为佳"的原则进行调节。

019 夜晚做作业时只用开台灯

这是错误的做法！孩子晚上做家庭作业时，家长需要同时打开房间的顶灯和台灯，并将台灯放在孩子写字手对侧的前方。选择 40~60 瓦白炽灯作为室台灯，顶灯选暖光源灯。

020 "护眼灯"能护眼

对眼睛来说，护眼灯比过去的日光灯确实有一定的改善，但绝不像广告中所说的无频闪可以代替连续光谱。护眼灯发出来的光仍然是不连续的，光谱不完整，是会一亮一灭的光，只是频闪的次数很高。长时间在这种护眼灯下看书，眼睛同样会疲劳。有些护眼灯光过亮或过暗，对眼睛也有损害，会导致视疲劳，从而使近视度数加深。

021 维生素 A 对眼睛好，多多益善

适当补充维生素 A 可使人摆脱眼睛疲劳的困扰，但多吃无益。从食物中摄取营养素护眼，是较安全有效的做法，如胡萝卜、牛奶、蛋黄、动物肝脏、鱼类等食物中都含有丰富的维生素 A。

022 上小学后才需要测视力

孩子在 3 岁后，已经能够配合视力检测，此时就可以逐渐开始进行初步的视力检测，如每 3~6 个月进行一次视力检测。若家长发现孩子有

斜着眼睛看东西、歪头看东西、眯眼看东西、看电视或看书距离很近等表现时，要及时带孩子去医院眼科就诊。

023 普通的视力检查就可以了

普通的视力检查肯定是不够的。近视的形成是一个复杂的生理现象，对眼睛参数应该像数学的因式分解一样，逐步解析。对于 3~14 岁的儿童青少年，应该每 6 个月进行一次全面的各种屈光参数和生物参数的记录，包括视力、角膜曲率、散光、眼压和角膜厚度、眼轴、身高和体重等，即建立完整的"十一项"眼健康档案。

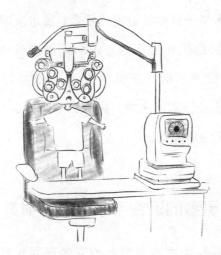

024 视力检查等于眼科检查

视力检查往往只是查视力，而眼科检查则有助于诊断视觉和眼健康问题，包括使用令睫状肌麻痹的眼药水，彻底检查眼睛（眼前段和眼底）、视觉系统（屈光检查）的整体健康状况。

025 近视就是一副眼镜

近视绝对不是一副眼镜就能解决的问题。暂时的视力正常只会让很多家长看到了暂时"消除"近视的主观表象，而忽略了孩子还是近视眼的客观事实。家长们常常忘记了近视可能会带来的隐匿的、延迟发生的并发症，如病理性近视的黄斑病变、视网膜脱离、正常眼压开角型青光眼等。所以，近视绝对不仅仅是一副眼镜"而已"。

026 激光手术太危险，不能做

近视激光手术是一种矫正近视的手术，技术发展已非常成熟。但是，一定要去正规的医疗机构进行泪液、眼底检查等术前检查，确保孩子的身体情况是符合要求的。正常情况下，18 岁以上、视力度数较为稳定的近视者才能进行激光手术。但应该牢记，这只是把近视度数加到角膜上了，并没有治愈近视。

027 不同度数患者的近视手术效果都很好

并非如此！近视手术本身只能改变眼球屈光度，并不能改变近视带来的潜在视网膜病变风险。–3.0D 的近视患者和 –10.0D 的近视患者在术后都可能达到 1.0 的视力，但出现视网膜病变的风险概率截然不同：–10.0D 近视患者发生视网膜脱离等并发症的概率明显高于前者，而且在 35 岁后逐渐表现出来。

028 近视可以逆转

近视带来的眼睛改变无法逆转，出现近视的主要原因是眼轴增长。眼轴每增长 1 毫米，近视度数会上升 −3.0D 左右。若眼轴已增长，是无法通过治疗或者按摩使其恢复到正常状态的，尽管可能表现出暂时性缩短。面对近视，我们能做的就是努力不让眼睛出现病理性改变。

029 戴眼镜会让近视度数加深

种种数据均证实，如果由于家长不接受孩子近视，而抗拒给孩子配戴眼镜，一直等到孩子近视度数长得很高，学习和生活受到明显影响时，才给孩子配戴眼镜，更容易给孩子眼睛造成负担，使近视度数增加得更快。验配一副合格的眼镜是控制近视的重要措施。

030 佩戴 OK 镜能预防近视

OK 镜又叫角膜塑形镜，是一种特殊的接触镜。它本身没有度数，是通过给眼球施加压力，将眼镜塑形在角膜上，让近视者晚上睡觉时佩戴，白天则会暂时获得较好的裸眼视力。OK 镜对一部分孩子能一定程度控制近视度数的快速加深。因此会产生近视度消失的假象，致使家长放松对眼轴增长的监测，停戴后真实度数才会显现。

031 只在看远处时佩戴眼镜

这样做并不科学！近视的孩子在没有佩戴眼镜时，眼睛的焦距在近处，眼睛不用调节就看清事物，但如果眼睛长期不发挥调节作用，其自身的调节功能会退化，还会影响眼睛内聚的能力。所以，无论孩子是看近处还是远处，都要佩戴眼镜。只有"曲率性"近视只需视远戴镜。

032 眼睛变形是眼镜的错

不是因为佩戴眼镜出现眼睛变形，而是因为患者近视度数加深而导致眼睛变形。因为随着近视度数的加深，患者眼轴增长，进而造成眼睛突出或者变形。这种情况往往是不可逆的。

033 选择立等可取的验光配镜方法

立等可取的验光配镜方法是不可取的。家长发现孩子视力出现问题后，应该去专业的视光门诊进行系统的医学验光检查。因为如果忽略了眼睛晶状体一过性调节作用，就会在孩子"假性近视"时期盲目配过矫眼镜，从而加速近视的发展。

034 眼镜的度数最好比真实的度数低

并非如此！配戴的眼镜度数应完全足量矫正，如果比真实度数低容易导致视物模糊，时间一长易引起视觉疲劳，还会出现距离更近地读书或玩手机、眯眼看远处等不良习惯，加重近视。

035 睫状肌麻痹验光伤眼睛

一听到睫状肌麻痹验光，俗称"散瞳"，很多家长就非常恐惧，不愿接受。这种认知是错误的。睫状肌麻痹验光是用药物使睫状肌充分放松，以便客观准确地验出屈光度数。瞳孔散大只是药物在放松睫状肌调节的同时所产生的一个副作用，由此产生的户外畏光可以戴小孔镜或偏光墨镜解决。

036 准分子激光就能解决一切近视问题

并非如此！准分子激光是对角膜的凸镜面进行切削，改变光线聚焦的位置，使其聚焦点在视网膜上。手术的本质是永久性角膜组织结构改变，术后应该持续保护。但是如果家长术后忽略，甚至孩子自己也忘记自己还是近视眼这一事实，不注意护眼，容易发生严重的并发症，甚至会失明。而且激光手术也不能包治所有近视，对于超过一定度数的高度近视患者不建议过度进行角膜激光手术，而需要重视预防近视的并发症。

037 ICL 植入手术可以治疗近视

ICL 植入手术是在眼睛里面植入一枚人工晶状体，形象地说，就是把眼镜移到眼内的手术。与准分子激光手术一样，手术仅改变了孩子的裸眼视力，并未从根本上治疗近视，高度近视孩子已出现的眼底病变也并未得到任何改善。

038 视觉训练能包治近视

并不可以。视觉训练所宣称的能彻底治愈近视的言论过分夸大了训练效果，如可以改善视觉功能，使假性近视阶段的功能异常得到恢复，只是通过训练，提高孩子识别图像的能力，从而营造出的一种孩子视力已经恢复的假象。而且，很多视觉训练机构的视觉训练方法并不科学，还有可能会加重近视。

039 做了视觉训练，近视度数不会增长

视觉训练是针对孩子双眼的视功能障碍而进行的专业训练，可以增加眼睛的调节幅度和调节功能，从而慢慢消除眼睛的调节障碍对近视的影响，在一定程度上缓解视疲劳，延缓近视度数的增长速度，但并不一定阻止近视度数增长。

040 视觉训练的效果不需要巩固

视觉训练并非一劳永逸。因为，视觉训练后，视疲劳症状会得到一定的缓解，但如果还是一如往常地保持不良用眼习惯，眼睛的调节功能和聚焦功能会比刚进行完视觉训练后的效果有所降低。所以，患者在视觉训练后，还需进行家庭训练以巩固疗效。

041 儿童的治疗眼镜等同于成人的商品眼镜

在中国，眼镜不属于医疗器械，不需要经过药监局审批。但儿童验光配镜是医疗行为，不能将儿童的治疗眼镜等同于成人的商品眼镜。而接触镜、角膜塑形镜属于第三类医疗器械，需要经过药监局审批，因此在此类眼镜的验配过程中，需要严格的医疗机构监督和控制。

042 使用眼药水后感到眼睛清凉才有效果

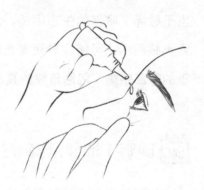

有些眼药水滴入眼睛后，清清凉凉的，让人有眼前一亮的感觉，是加薄荷、冰片的结果。有人会觉得这样就代表效果好。事实上，眼药水的使用感觉和药效是没有关系的。就如同食物的口感好，并不能代表其营养价值高。

043 眼药水直接滴在眼球上

这种操作不可取！很多人认为这样能让眼药水更加全面地滋润眼球，殊不知把药液直接滴在眼球上，非但达不到治疗效果，还会因为刺激，导致用力闭眼，眨眼频繁，药液外流，降低疗效。一些刺激性较强的药液还会刺激角膜，长此以往会对角膜造成伤害。

044 眼药水的有效期等于使用期

眼药水存放时间比较短暂，一旦开启后存放太久，容易造成液体挥发，改变药物浓度，增加细菌滋生的风险，从而影响效果。普通眼药水最好在 1 个月内用完，不含防腐剂的眼药水 7 天内必须用完，否则应弃用。

045 有事没事来一滴眼药水

并不科学！长期使用抗生素类眼药水，会破坏眼部的正常菌群，相当于破坏了眼部的生态平衡，从而导致新的眼部疾病产生；长期使用激素类眼药水，可能会导致青光眼、白内障等疾病的发生，还可能继发严重的眼部感染，包括角膜的真菌感染等。

046 眼睛干涩要常滴眼药水

泪膜是由最内的黏蛋白层、中间的水液层和最表面的脂质层组成的。有的滴眼液中含有赋形剂、防腐剂，会损害黏蛋白层，使泪液无法停留在角膜上，造成眼干症状越来越严重。所以，眼药水最好能不用就不用，能少用就少用，而且建议在眼科医生指导下使用。

047 一次多滴几滴眼药水效果更佳

一滴眼药水大约为 30 微升，结膜囊平时的容量约为 7 微升，多滴眼药水后，结膜囊最多扩容到 30 微升，多余的眼药水会从眼角流走，或者通过鼻泪管流入鼻腔，并不会产生更佳的效果。

048 多种眼药水同时使用效果更好

这种做法是不可取的。眼药水使用是有一定顺序的。如果给孩子使用 2 种及以上的眼药水，应按要求先用 1 种，待 5~10 分钟后，再给孩子使用其他眼药水，这样才能保证每种眼药水的药效发挥到极致。

049 护理液可以当作眼药水使用

接触镜的护理液并不等同于眼药水。一些佩戴者将护理液作为眼药水直接滴入眼内以保持眼睛的湿润，这种做法非但不会缓解症状，还可能会引发一些眼病，伤害眼睛。

050 绿色屏保可以保护眼睛

绿色和保护视力并没什么关系。眼睛之所以会出现疲劳现象，是因为眼睛一直在工作，睫状肌一直处于紧张收缩状态。即使把电脑或手机屏保换为绿色，眼睛还是会一直盯着看，睫状肌得不到放松，眼疲劳并不会得到缓解。

051 多吃补品能预防近视

一般的补品对于防控近视没有用，吃得太多，还会引发肥胖。一些眼保健产品（如叶黄素）可能对眼底视网膜有一定的营养作用，但并不能解决近视带来的眼轴增长的问题。不要依赖叶黄素等补品预防近视的发生、发展，对于青少年来说，只要三餐营养均衡，没有必要吃补品。

052 眼保健操没有用

适度、科学地用眼睛获取信息，是科学防控近视最重要的因素。眼保健操是其中的一种方法。正确地做眼保健操确实可以缓解视疲劳，但并不能说单独依靠做眼保健操就能百分之百防控近视，而要用科学的态度对待。

053 敷眼贴能治疗近视

敷眼贴并没有治疗近视的作用，不过适当地冷敷贴眼贴能够加强眼部的巩膜硬度，对防控近视有帮助。

054 网红近视治疗仪能治愈近视

目前，靠治疗仪等方式并不能治愈近视。中国的传统医学，如针灸、按摩等方法可以在一定程度上减轻眼睛的不舒服，对于部分调节性的近视会有舒缓作用。而且，对于近视，不能用"治愈"这个表述，用"光学矫正"或者"防控"更为科学。

055 孩子只要坐姿正确、用眼习惯良好就不会近视

近视并非只与一个因素有关，而是受众多因素的影响。如父母双方

均为高度近视者，其孩子近视的可能性较高；若孩子本身双眼视功能不好，除了坐姿正确、用眼习惯好外，还要注意可能会调节滞后，进而出现眼睛问题。

056 年龄越小，度数增长越慢

孩子一旦近视，每年平均会加深 −1.0D，并不是年龄越小近视度数增长就越慢。近视度数的增长与孩子成长过程中的长高和器官发育、学业负担加重等有关。

057 预防近视就是让孩子少看电子产品

看手机、平板电脑等电子产品属于近距离用眼，除此之外，看书、写作业、绘画、书法、钢琴，甚至拼乐高积木等课外兴趣也都属于近距离用眼。预防近视的关键，是要缩短长时间近距离用眼活动的时间，一般控制在 20 分钟。

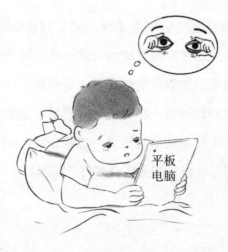

平板
电脑

058 青少年不易患干眼症

并非如此！成人的干眼症容易辨识，而青少年的睑板腺功能障碍很容易被误诊为干眼症、结膜炎。因为青少年的睑板腺功能障碍多表现为眨眼、眼疲劳、怕光等，与结膜炎的表现极为相似，有一定的干扰性，不容易被发现。

059 视力很好，不会是青光眼

视力好也可能会是青光眼。青光眼的孩子常表现为从视野周边开始的视野缺损，逐渐发展下去，会影响夜间走路等日常行为活动，但此时视力检查可能还会显示为1.0。所以，孩子若表示有视野变小的情况，一定要及时带孩子就医。

060 近视的人不会患老花眼

近视眼患者也会患老花眼。老花眼是眼睛晶状体逐渐硬化、弹性减弱、睫状肌功能降低造成的，是一种正常的眼睛衰老退化现象。所以无论是否近视，随着年龄增长到一定程度，都会有老花眼。近视的人患老花眼的时间比正常人稍迟，但并不是不会患老花眼，而且近视的度数可能会与其老花眼的度数抵消。当老花时，–3.0D 左右的近视可以抵消 +3.0D 的老花状态，脱去眼镜即可近阅读。

第2章
爸妈必须要知道的近视知识

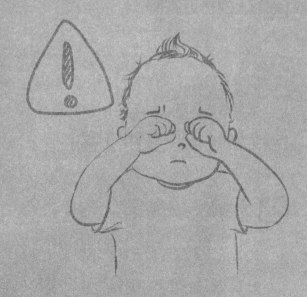

061 什么样的眼睛是好眼睛

眼睛在正常休息的情况下，即医学专有名词"调节静息眼"时，能够把正前方投入眼球的平行光束聚焦在视网膜上，通常我们称之为"好眼睛"，医学上称之为"正视眼"。"好眼睛"在8~10岁视觉发育完善后，检查眼睛视力时常常可以看清远视力表1.0~1.5。

062 什么是正视眼

平行光束投入无调节的静息眼内，经过眼睛的屈光系统折射后，恰好聚焦在视网膜上，这种眼睛的光学情况属于正常屈光，也称为"正视状态"，验光结果呈现"0.0D"，而正视状态的眼睛称为"正视眼"。

063 什么是近视眼

调节静息时，眼屈光系统使平行光束聚焦在视网膜前方，这种光学情况的眼睛称为"近视眼"。15岁以前的儿童的睫状肌麻痹验光均不应该出现近视的状态，如果到15岁还留有 +0.5D~+1.0D 的远视，日后可保持正视状态，对学习用眼有很大的帮助。

064 近视和屈光不正的区别

屈光不正不仅包括近视，还包括远视和散光。屈光不正主要是因为各种原因导致光线经过屈光系统折射后不能在视网膜上成像，而近视是由于眼轴、角膜和晶状体因素导致物体在视网膜之前成像。屈光度并不等于近视的度数。

065 近视度数高低和视力好坏有什么关系

近视度数是指眼角膜的屈光度，视力是指视网膜成像的能力。近视度数的高低与视力的好坏有一定的关系，但并非呈比例。相同的近视度数可以有不同的视力，相同的视力也可以有不同的近视度数。

066 近视了还能恢复吗

近视是一种慢性疾病，不可逆、不可治愈，但可以预防，也能控制。目前认为有效的控制办法就是角膜塑形镜、低浓度阿托品滴眼液和户外活动。预测和监控儿童近视的科学指标是眼轴，科学地控制眼轴才能有效地控制近视的发展。

067 什么是远视眼

调节静息时眼屈光系统使平行光束聚焦在视网膜后方，这种光学情况的眼睛称为"远视眼"。正常儿童青少年应该保留一定的"远视眼"，它经眼镜矫正视力可以达到正常的1.0。

068 什么是散光

正前方投入眼内的平行光束不能在视网膜聚焦成单一的焦点，而是焦线，这种光学情况的眼睛称为"散光眼"。儿童验光时发现有散光存在，一定要到专业医院确定是哪一种散光，从而判断孩子将来的眼睛是否会发育过度，避免形成近视。

069 什么是弱视

弱视是指在视觉发育过程中，由于屈光不正、斜视、先天性白内障、眼运动异常等各种因素，造成视觉细胞的有效刺激不足，妨碍了视中枢的发育。凡眼部无器质性病变，最佳矫正视力低于同龄儿童视力，并且屈光矫正半年视力不提高者均为弱视。弱视多发生在 6 岁前，屈光状态为远视。弱视治疗的关键在于早期发现、及时治疗。

070 什么是斜视

斜视是指任何一只眼睛视物的视轴发生偏离，可因屈光不正、眼肌平衡失调或双眼单视异常引起。主要表现为视疲劳、眼痛、头痛、复视、眩晕、恶心等。弱视与斜视有密切的关系，单眼偏斜可致该眼弱视，而弱视又可形成斜视。积极矫正屈光不正、适当补充微量元素可以有效预防弱视和斜视。

071 什么是主视眼和辅视眼

　　主视眼也叫注视眼、优势眼，其分辨率更高，负责视野中的清晰部分，观察更细节的东西；辅视眼主要负责虚化部分，如观察背景、感知明暗度，所以对色彩的敏感度很高。主视眼和辅视眼，在视觉成像中各司其职。从人的生理角度讲，每个人都有一个主视眼，可能是左眼，也可能是右眼。人的大脑习惯性利用主视眼的成像分析和定位物体，主视眼由于不断观察分析事物，获得的补给也多，往往发育的比辅视眼好，导致人们对主视眼的依赖也越来越多。

072 如何区分主视眼和辅视眼

　　选择一个目标物体，双手交叉虎口呈三角形，透过这个三角形用双眼看到事先选择好的目标物体。然后，分别闭上一只眼睛，用单眼透过这个三角区域观察目标物体。若目标物体位置无明显变动，此眼即为主视眼；若目标物体位置发生明显移动，此眼则为辅视眼。

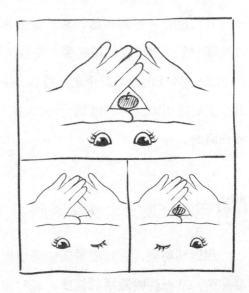

073 主视眼和辅视眼有什么作用

若双眼视力不对等，在配戴眼镜时，应该将主视眼作为重点调整对象，将主视眼和辅视眼矫正到同一水平。且主视眼的矫正视力不能低于辅视眼，这样看东西时才能更清晰。

配完眼镜如果辅视眼占据了主导位置，可能会出现头晕、眼睛胀痛等症状。所以在进行验光、配镜时，应该尽量保证主视眼的视力调整足够准确。另外，主视眼的确认在斜视矫正、弱视治疗、屈光手术中也有十分重要的作用。

074 长时间、近距离用眼会伤害眼睛

长时间、近距离用眼，看近处的事物，眼睛会进入调节状态，用力收缩睫状肌，造成睫状肌疲劳，使晶状体调节异常，导致近视过早发生。40厘米以内就是近距离用眼；看书、绘画、写字连续超过15~20分钟，就是长时间用眼。可以每20分钟休息一下眼睛，向远处5~6米看20秒放松眼睛。

075 用眼环境差会伤害眼睛

用眼环境差，在过度昏暗的环境里面看书学习，容易引起睫状肌过度疲劳，从而影响眼睛的健康。长时间关灯看电视、玩手机，或者只开台灯写作业，会使眼部的注意力高度集中，眨眼次数减少，泪膜不能及时形成。

076 孩子视力不可忽视的杀手——二手烟

香烟中的有害物质会刺激视神经纤维变性，使视网膜黄斑区萎缩，引起弱视；脉络膜主要负责视网膜氧气和营养的提供，香烟中的有害物质会改变脉络膜的血循环和灌注，会导致血管水肿，最终使脉络膜变薄而诱发黄斑变性。青少年眼睛还未发育完全，更容易受到伤害。因此，请让孩子远离"二手烟"。

077 孩子视力不可忽视的杀手——噪声

噪声作用于听觉器官时，会通过神经系统影响视觉器官，降低视力。噪声会使视网膜对光敏感度降低，眼睛对光亮适应性下降，从而削弱眼睛的色觉能力和色视野。此外，噪声还会干扰人体对维生素 A 的吸收，导致眼部代谢失衡，时间久了也会影响视力。

078 眼睛为什么会害怕蓝光

蓝光是波长处于 400 纳米 ~480 纳米的较高能量的可视光，它可以穿透晶状体直射到眼睛深处的视网膜上，给眼睛带来较重的负担，使光敏细胞缺少养分，最终导致视网膜黄斑变性。同时，长时间、高强度地让眼睛受蓝光刺激，会引起视疲劳。

079 保护自己，远离蓝光

蓝光大量存在于我们的生活中，如电脑显示器、手机数码产品等。让孩子学习正确的方法，才能更好地保护眼睛。

（1）电脑和面部保持手臂长度的距离，同时避免在学习过程中距离越来越近。

（2）用眼一段时间后注意远眺缓解眼疲劳。保障充足的睡眠、适度闭眼休息。常眨眼，多做眼保健操。

（3）选择柔和的背景颜色，让屏幕亮度柔和点。

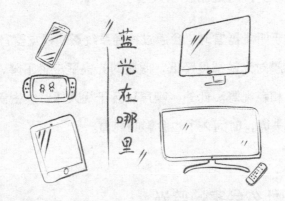

080 近视真的很危险

我国近视人数已超 6 亿，居世界首位且低龄化趋势明显。这与大家的认知和重视程度不足密切相关。近视其实很危险，会对孩子的生活和学习造成很大的影响，如升学，有些大学的专业对孩子的视力有要求。还有就业，有很多单位招聘条件中会明确标明拒招 "−8.0D 近视"。而且近视会引发失明，严重影响孩子未来的生活。

081 近视就是眼球的过度发育

眼睛是大脑分化出来的，所以近视防控的起点在发育期，要避免眼睛的提前发育，也就是要延迟大脑开发时间，在眼球壁足够坚韧以抵抗眼球扩张的力量时，再着重开发智力，实现自然发育与智力开发的错峰。

082 近视真的可以预测

家长每年带孩子通过眼科检测设备获得个体的"眼生物参数"（眼轴、角膜曲率、前房深度、晶状体厚度、玻璃体腔长度、角膜厚度、脉络膜厚度、视网膜厚度、眼压及身高、体重），画出发育曲线，就可以预测眼球发育的速度，判断孩子眼球发育是否正常。

083 近视早期预警

即 18 岁时，眼球绿色预警（24.5 毫米、−1.0D 以内）、黄色预警（25.0 毫米、 −1.0D ～ −4.0D）、橙色预警（26.5 毫米、−5.0D ～ −8.0D）、红色预警（26.5 毫米以上，−8.0D 以上）。

084 预警预测值的计算

（1）计算当前的眼轴增量。此时眼轴长度 (AL)− 该年龄段正常人群的眼轴极限值 = 当前眼轴增量。

（2）计算当前的预警预测值。现状下得出的 18 岁时预警预测值 = 眼轴增量 × –2.0D~ 眼轴增量 × –3.0D（范围的大致上下限）。

现在的眼轴增量在当下不一定表现出屈光不正，但可以据此预测其 18 岁时的屈光状态的大体范围。

由此得到：当下已发生的眼轴增量对成年后度数的预警，即是"预警预测值"。

085 防控近视注意事项

近视防控一定要注意以下几点：

（1）不同年龄防控近视的基线标准不同。

（2）正常自然生长的一般长度。

（3）发育中必然会遇到跳跃性快速增长期和增加长度。

（4）每个孩子会遇到的不安全因素。

（5）监控间隔以 3 个月为最短。

086 眼睛的 3 种状态

（1）处在未近视状态：此时能够预测孩子是否会发展为近视。

（2）进入近视状态：可以预测 18 岁时是否会进展至 –5.0D 的高度近视。

（3）达到高度近视状态：可以预测是否会发生并发症。

087 近视防控必须要注意的 3 个状态

（1）第一种状态：未患／初患近视采取基本干预手段。

（2）第二种状态：已患近视采取控制手段。

（3）第三种状态：进入中、高度近视采取失明等并发症的预防手段。

088 设立防线，控制近视

第一道防线：幼儿 3 岁前；第二道防线：学龄前 3~5 岁；第三道防线：小学低年级 6~8 岁；第四道防线：小学高年级 9~11 岁；第五道防线：初中 12~14 岁；第六道防线：15~17 岁。当前一道防线失守，就退到下一道防线继续对抗，直到青春发育期结束的 18~24 岁。

建议做到：①远视储备概念，6 岁 +2.0D 以内，10 岁前坚守 +1.0D；②3 岁、6 岁、10 岁、15 岁近视防控的底线坚守（即眼轴分别为 21.5 毫米、22.5 毫米、23.5 毫米、24.5 毫米）；③年增长速度不能超过 0.2 毫米、−0.50D。

089 近视发病的年龄特点

出生至 2 岁是先天性眼病高发期；学龄前（3~5 岁）是远视储备期；小学低年级段（6~8 岁）是隐性近视或近视发病期；小学高年级段（9~11 岁）是近视快速增长期；初中 12~14 岁是近视快速增长期（此时要特别关注佩戴 OK 镜形成的近视隐性进展）；高中（15~17 岁）是持续缓慢增长期，可能发生近视相关并发症。

090 不得不警惕的四大近视信号

（1）看书离得很近。提醒孩子保持正确读写姿势，同时多与孩子一起去户外走走，帮助其消除视疲劳。

（2）频繁眨眼。眨眼可以缓解疲劳，有预防近视的作用。但如果频繁眨眼，就要提高警惕，因为此时已经是眼睛在向我们发出求救信号了。

（3）经常揉眼、眯眼、斜看东西。这些行为都是为了使视线更加集中，一旦出现，父母要引起重视，及早帮助纠正。

（4）频繁皱眉。若是长期皱眉的习惯一旦养成，会使眼肌压迫到眼球，加快近视的进程。发现孩子皱眉，要第一时间制止和纠正。

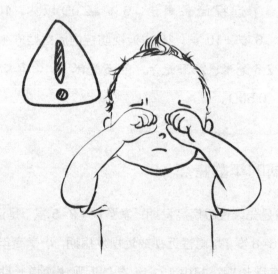

091 开始近视防控的几个指征

①眼轴已经超过 24.5 毫米；②6 岁以前没有 +3.0D 远视缓冲；③10 岁前没有 +1.0D 远视；④10 岁以前已经有 −0.5D~−3.0D 近视；⑤父母任一方及其近亲有 −4.0D~−6.0D 近视；⑥角膜曲率的 K 平值低丁 44.0D 时；⑦预警预测 18 岁时可能超过 −5.0D~−9.0D；⑧孩子已经近视。

092 幼儿时期需要注意的眼部问题

①新生儿：先天性白内障、异常感染性眼病、泪囊炎；②3 个月至 1 岁：先天性上睑下垂、先天性屈光不正、斜视、泪囊炎、睑腺炎、结膜炎；③1~3 岁：先天性屈光不正、斜视、结膜炎、睑腺炎、倒睫毛；④学龄前（3~5 岁）：斜视、色盲、眼外伤、立体盲、弱视、屈光不正。

093 青少年时期需要注意的眼部问题

此时期多为小学和中学在读学生，课业负担重，容易超负荷用眼。加上课余时间玩电脑、游戏机，用眼习惯不好，很容易造成眼睛疲劳，进而演变成近视。在这个年龄阶段，父母需每半年带孩子做一次眼健康检查及标准验光，了解孩子是否有屈光不正或者近视加剧的情况出现。

094 什么是远视储备

　　远视储备是视觉发育正视化过程中的远视眼状态。一般情况下，低度的远视（小于 +3.0D）对儿童来说是正常状态。新生儿的眼睛眼球小、眼轴短，远处的物体经过眼睛的屈光系统落在了视网膜的后方，因此双眼都处于远视状态。随着年龄的增长，孩子眼睛慢慢发育，逐渐趋于正常。可以说，远视储备是眼睛的一种保护因素，它可以让我们没那么快近视。

095 远视储备与近视有什么关系

　　生理性的远视储备相当于眼睛的防御值。长时间用眼习惯差，经常近距离看手机、电脑等电子设备，会逐渐透支视力，导致远视储备被过早消耗，正视化的发展会趋向近视。远视储备降低容易发生近视。

096 远视储备对应年龄的屈光状态

年龄	屈光状态
4~5 岁	+2.1D ~ +2.2D 远视
6~7 岁	+1.75D ~ +2.0D 远视
8 岁	+1.5D 远视
9 岁	+1.25D 远视
10 岁	+1.0D 远视
11 岁	+0.75D 远视
12 岁	+0.5D 远视

097 眺望远处并不能增加远视储备

2~3 岁后，远视度数会随着环境变化而变化，但远视储备只会消耗，并不能增加，也不能通过眺望远处增加。家长应帮助孩子减少远视储备的消耗速度，如保持正确的读书姿势、每天户外活动 2 小时等。

098 近视防控必须要注意个性化设计

所谓个性化设计，就是针对每个孩子的具体情况，设计不同的近视防控方法，也就是常说的"一人一策"。其中会涉及每个孩子的不同近视程度的 3 种状态（见第 87 天的内容）。

099 医生如何诊断近视眼

医生诊断近视时，除了要了解孩子病史、戴眼镜史及家族眼病史外，还需要检查远视力和近视力；屈光测定，眼底检查，眼轴长度、眼压波动变化、角膜厚度，角膜地形图；有对眼底有变化的应进行眼底照像、眼光学相关断层扫描等。

100 眼部检查包括什么内容

眼部检查应包括视力检查、外眼部检查、裂隙灯检查、眼压检查、综合验光、眼底检查等诸多项目。每个年龄段或人群高发的眼病不一样，因此眼部检查具体项目要因人而异。儿童的眼部检查主要侧重于视力、屈光、眼位等，看看有无近视、远视、散光等。

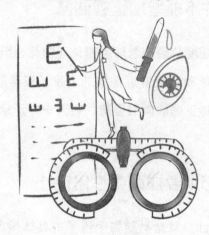

101 常规检查项目

生物测量仪：测量眼轴、眼内各节的长度，如角膜曲率、前房深度、角膜厚度、晶状体厚度、玻璃体腔深度等，从而获知近视的实质性病变的现状及变化。

眼底照相机：观察近视最易累及部位——眼底的现状及变化。

眼压计：定量眼球的膨胀性，分析近视防控效果。

OCT-EDI：观察眼底各个分层结构的状态，定量其厚度变化。

角膜地形图：测量角膜表面形态学的现状及变化，特别是散光类型。

角膜内皮计：测定角膜健康状态的现状及变化。

屈光筛查仪、干眼分析仪、周边离焦、OPD。

102 什么是常规验光

常规验光一般有 2 种，一种是主观验光，就是把矫正镜片放在眼前，让受检者通过镜片看眼前 5 米处的视力表；另一种是客观验光，是医生手握检影镜或电脑验光仪，通过移动，让检影镜中的光线投到受检者眼的瞳孔中，产生光影，不断观察光影，直到光影不动为止。为了使验光结果准确，应该先用客观验光法检验，再用主观验光法核对。

103 电脑验光不能作为配镜处方

电脑验光仪种类非常多，其结果的准确性与验光员的专业程度、屈光状态、屈光间质混浊情况有关。所以，电脑验光的结果只能作参考，不能直接作为配镜处方。特别是对青少年而言，电脑验光容易"过矫"。

104 验光单上记录代号的意义

NAME 姓名

检查日期　　年　　月　　日

时间 AM/PM　　　时：　分

VD：眼球与镜片间的距离（毫米）；<R>：右眼；<L>：左眼；S：球镜度数（D）；C：柱镜度数（D）；A：柱镜片轴位；$S.E.$：等效球镜度数（$=S+C/2$）（D）；−：近视；+：远视；PD：瞳距（毫米）。

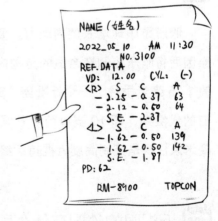

105 为什么近视要查眼底

因为近视眼有不同程度的眼底改变，尤其是中、高度近视孩子，应经常观察眼底情况，了解有无并发症，如黄斑部出血。而且还要定期进行眼底图或眼底彩色照片拍照记录，每年对比其变化，了解眼睛近视发展情况，及时发现问题。

106 什么是眼压

眼球内容物对眼球壁所施加的压力，叫作眼内压，简称眼压。就像血压一样，眼压也必须在正常的范围内，正常范围是（15±3）毫米汞柱。但眼压超过1个标准差（3毫米汞柱）时，需注意近视的发展速度。

107 眼压在近视形成中的作用

眼压是眼球增长的内动力。要控制眼球的合理生长，综合考虑各种原因后将眼压控制在合适的范围内是十分重要的，即控制眼压低于平均值（15毫米汞柱）一个标准差（3毫米汞柱），特别是在眼球未扩张之前的代偿期，即10岁以前。若眼球已经扩张，将眼压控制在最低水平毫米汞柱，是控制高度近视持续终身加重的关键。

108 近视眼的外观有什么异常

眯眯眼：因近视眼视远处物体模糊不清，所以必须缩窄眼裂提高视力，故有习惯性的眯眼动作。

眼球外观较大、饱满、向前凸：这是由于近视的眼轴增长导致。

眼睛有外斜或内斜：这是由于近视眼眼肌肌力不平衡导致。

夜间瞳孔较大，反应迟钝。

109 近视的孩子眼前会有黑影

近视的孩子经常会说眼前有黑影浮动，如蚊子翅膀、蜘蛛丝等，眼球转动的时候它动得快，眼球不转时它也在飘动，在晴朗的天空、雪地、白墙上看得最清楚，这种黑影就是飞蚊症。它是由于眼睛中的玻璃体结构被破坏，玻璃体发生液化、混浊，产生的近视眼特征性的玻璃体改变。

110 视觉训练能缓解视疲劳

视疲劳是眼睛负责调节的睫状肌发生了疲劳，导致晶状体不能快速聚焦而出现的现象。视觉训练就是通过训练睫状肌，增加其肌肉力量和运动复苏，从而改善眼睛聚焦情况，缓解视疲劳。

111 如何缓解眼睛疲劳

（1）注意双眼休息：一般建议近距离用眼 15~20 分钟后应休息。课间应鼓励学生到教室外活动，或在教室内远眺，或者是闭眼休息片刻。

（2）按摩眼眶部：做眼保健操对于缓解眼疲劳效果很好。

（3）冷敷：通过刘石氏贴冷敷的方法，降低眼表温度，缓解眼睛疲劳。

112 近视的孩子容易产生视疲劳

近视的孩子很容易出现视疲劳现象，是由于近视眼容易出现调节紧张、斜视等，或者是由于配镜不当导致的，并且多伴有心理因素。这时妈妈应该检查、调理孩子的全身健康状态，并及时向专业医生进行咨询。

113 什么是干眼症

真正的干眼症又称角结膜干燥症，指各种原因造成泪液减少，导致泪膜稳定性下降，引起眼部不适的疾病。常见症状有眼睛干涩、发痒、红血丝、容易疲劳、有异物感、有烧灼感、分泌物黏稠、怕风、畏光、迎风流泪、对外界刺激敏感等。日常很少发生。多为睑板腺功能障碍，或过度滴眼药水所致的"药源性干眼"。

114 缓解干眼症有妙招

学习时，应每隔1小时至少让眼睛休息1次；坚持做眼保健操，缓解眼部疲劳；补充水分很重要，保持房间湿度在60%以上，有充足的水分滋润眼睛；多吃泪释等富含维生素的蔬果、动物肝脏等，可以有效预防因维生素缺乏导致的干眼症。

📅115 点眼药四步法

第一步：将头后仰，在睫毛下方轻提下眼睑，使眼睑离开眼球。第二步：眼睛向上看，避免眼药直接接触角膜，刺激泪液、稀释药浓度，将一滴眼液或火柴头大小的眼膏滴入下结膜囊内。注意药瓶不要接触眼睫毛或眼睑，以免污染眼药。第三步：当眼球向下转时，轻轻将下眼睑与上眼睑接触。第四步：闭眼，按压内眼角 5~10 分钟。闭眼对于减少药物的吸收作用比压迫泪囊区还重要。在解除压迫或睁眼之前，要擦干多余的眼药水。

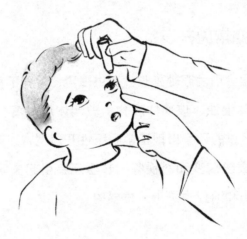

📅116 如何选择眼药水

含维生素 B_6、维生素 B_{12}、牛磺酸的眼药水可用于缓解疲劳；含有盐酸萘甲唑啉、盐酸羟甲唑啉的眼药水可用于缓解结膜充血，消除红血丝；含有"松"字的眼药水如地塞米松、氟美松等为激素类眼药，可致眼压升高，加速近视发展；含有中药成分的滴眼液多有清热泻火、养肝明目的功效；含有苯扎氯铵、苯扎溴铵、三氯叔丁醇、硼砂的眼药水慎用。

117 视力减退不只发生在近视眼的孩子身上

近视眼的症状主要是视力减退，但视力减退者并不都是近视，还有很多眼病也会伴有视力减退，如远视眼、白内障、青光眼等。如果家长发现孩子视力减退，尤其是在青少年时期，应立即带其去专业医院进行详细检查，不要贻误病情，避免造成更严重的后果。

118 近视眼的常见并发症

由于近视眼会引发眼轴延长、血供障碍、营养不良及组织变性，常常会导致玻璃体混浊、玻璃体液化、玻璃体后脱离、晶状体混浊等并发症的发生，严重的还会出现正常眼压性开角型青光眼、视网膜脱离、病理性近视性黄斑病变和斜视等，甚至还会引起失明。所以，对近视眼并发症的预防和治疗也是十分重要的。

119 近视眼会有夜盲现象

夜盲是眼睛的夜间视力对黑暗环境的适应能力降低的表现。部分高度近视的孩子视网膜发生病变，导致视网膜细胞的夜间感光功能受损，所以在黑暗处或者夜间不能适应黑暗环境的改变，从而出现夜盲现象。

120 近视眼出现视物变形、眼前闪光应及时就医

看物体变形，失去原来的样子的视觉现象称为变视症。眼前有闪光、火花的现象称为光视症。近视眼的孩子如果有视物变形、眼前闪光的感觉，应及时就医，如未发现眼底改变也应该半个月后再复查，预防视网膜脱离和玻璃体病变。

121 高度近视患者应该每年查 1 次眼底

高度近视患者要按时复查眼底，主要是观察是否有眼底并发症。常见的并发症有黄斑水肿、黄斑出血、视网膜裂孔和视网膜脱离等。视网膜裂孔不会造成疼痛，但患者的眼前会有漂浮样黑影和闪光感，有时伴有视力减退。这种情况如果拖延，可能会导致视网膜脱离，造成局部或完全的视力丧失。

122 如何建立儿童眼健康档案

建立儿童眼健康发育档案的主要对象是 3~14 岁的儿童青少年以及 –5.0D 以上的高度近视人群，主要内容是记录儿童裸眼视力、日常生活视力和较佳矫正视力。通常在孩子寒暑假各进行 1 次验光检查，记录屈光度数。同时测量视力、角膜曲率、角膜厚度、曲率半径、眼轴长度、前房深度、晶状体厚度、玻璃体腔深度、脉络膜厚度、巩膜厚度、眼压、身高、体重等数据。

123 为孩子建立眼健康档案的好处

（1）及早发现屈光异常，如高度远视、近视、散光、弱视等。

（2）及早发现孩子是否患眼部疾病。需检查眼位（确定有无斜视）、晶状体（确定有无先天性白内障）及眼底（确定有无先天性青光眼或其他眼底病变）等情况，对眼睛进行一次全面体检。

（3）可连续跟踪、检查眼球发育情况，及早发现眼部异常，采取相应措施，减缓近视的发展。

124 近视合并斜视如何治疗

（1）通过视功能训练，重建立体视，调整眼位。

（2）非手术治疗方法：佩戴合适的眼镜后经过一段时间即可矫正斜视，或在医师指导下，在眼镜原有屈光度上再加上近视度数，以矫正外斜视。

（3）手术治疗方法：符合手术指征的孩子应尽早手术。双眼视力或矫正视力一致者，可做双眼手术。

125 近视合并屈光参差、病理性眼底改变如何治疗

（1）消除屈光参差所致的不等像、屈光度全矫正，可戴 RGP、Disc 软镜。

（2）药物与光学遮盖法：用光学压抑膜将健眼视力控制在低视力眼 2 行，睫状肌麻痹。

（3）仪器疗法：后像疗法、同视机立体视功能训练仪等。

（4）药物治疗法：适量补充微量元素锌、铜，因其与视网膜、视神经代谢有关。也有口服左旋多巴、樟柳碱、维生素 B_{12} 后视力得到改善的案例，须注意使用方法。

126 近视合并白内障如何治疗

白内障是高度近视的一种合并症，一般有两种类型，一种是晶状体后囊下混浊，外观上看不见晶状体混浊，眼底检查或裂隙灯显微镜检查可发现病变；另一种是晶状体核性混浊，核棕黄色，随着年龄增长，变为棕红色、褐黑色。目前，可通过多焦人工晶体、可调节人工晶体、双眼 2.0D 内屈光参差等方法达到近视眼白内障手术和屈光读数据的同步治疗和矫正。

127 近视合并青光眼如何诊断与治疗

近视形成中，每年增加 –0.75D，眼轴增长 0.3mm，眼底杯盘比大于 0.4，应考虑儿童开角型青光眼。近视眼在 –6.0D 以上者应检查眼压、24 小时眼压、校正眼压、眼压描记、青光眼激发试验、OCT 视神经纤维分析等，以排除青光眼。合并青光眼早期，可用药治疗，如噻吗洛尔眼药水、维生素 B_1、维生素 C、肌苷等。如药物控制不理想，可做激光小梁成型术、青光眼减压术。降低眼内压、防止高眼压压迫损害眼神经是治疗青光眼的关键。

128 近视合并视网膜脱离如何治疗

视网膜脱离分为孔源性视网膜脱离和非孔源性视网膜脱离。在裂孔形成之前，对"非压迫白"、干孔可行眼赤道广泛光凝术，预防视网膜脱离形成。多数病例突然发病，有视力下降或眼前阴影遮挡，也可伴有飞蚊和闪光感。孔源性视网膜脱离的主要治疗方法为手术治疗，以封闭裂孔及解除或缓解病变玻璃体对视网膜的牵拉，如巩膜缩短术、巩膜扣带术、视网膜玻璃体手术。

129 近视合并黄斑出血如何治疗

高度近视的眼底黄斑区有红色、色素紊乱、变性，继之出现新生血管、出血及萎缩斑，严重影响视力。其是近视发展恶化的表现。对于出血少、对视力影响不大的患者，可辅助用活血化瘀的药物让其慢慢吸收。也可以行手术激光治疗，如光动力疗法、常规激光热凝固疗法。如果出血量比较大，或者是时间长已经有新生血管的，可以考虑进行激光或者抗 VEGF 针玻璃腔内注射治疗。如果已经形成黄斑前膜、黄斑水肿，考虑进行玻璃体切割，进行黄斑复位术。

130 矫正近视的手术

矫正近视的手术包括眼球表面的角膜和眼内晶状体相关手术。矫正近视手术可以改变角膜和晶状体的屈光度，影响眼球的屈光力，从而消除轻、中度近视度数，解决因近视佩戴眼镜的不舒适、不方便问题，但应告知手术是组织永久性切除、可能产生眩光、干眼等并发症以及忽视对近视治疗所带来的眼底损害。

131 近视矫正手术的潜在风险

（1）屈光回退。因术后不良用眼习惯或年龄增长引起度数增长而造成再次近视。

（2）干眼症。手术破坏了角膜上皮的神经分布，引起泪膜不稳定，可使用人工泪液。

（3）角膜病变。术后要定期复诊，以防感染引起角膜病变。

（4）炫光、畏光。手术造成眼角膜形态改变，对光敏感。

132 适合近视矫正手术的人群

（1）年满18周岁：在18周岁之前，眼睛视力还处在不断发展的过程，提前做手术，近视可能会继续发展。

（2）2年内的屈光度数相对稳定：2年屈光度数增长不超过 –0.5D。近视手术是对现有的近视度数进行矫正，并不能预防和阻止近视的发展。

（3）无眼部感染：存在角膜感染、眼内感染等情况都不能进行手术，防止手术过程中发生感染，从而加速疾病的发展。

第 3 章——
预防近视必须保持良好的亲子关系

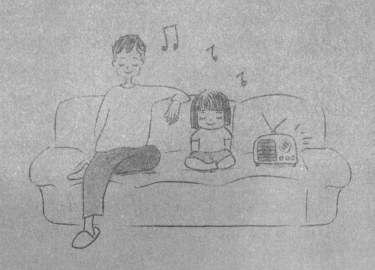

133 户外活动，爸妈也支持

　　家长在支持孩子阅读的同时，也应鼓励孩子们外出活动或参加体育运动。营造全家齐运动的氛围，在用心保护孩子视力的同时也让孩子身心得到全面发展。

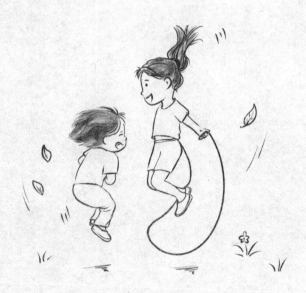

134 过度教育要不得

　　经常有家长发现孩子近视后，不分青红皂白便责备孩子"坐姿不端正，玩电子产品时间过长"。殊不知，沉重的课业压力可能才是导致孩子近视的主要原因。家长要帮孩子守住"远视储备"，注重培养孩子学习兴趣，提高学习效率，合理增加户外运动时间。

135 捕捉孩子近视的"信号"

家长在与孩子的日常相处过程中，要细心观察孩子的情况，及时捕捉孩子视力异常的迹象，如看远处时眯眼睛、近距离看电视、经常揉眼睛、自感眼睛疲劳和头痛、抱怨看不清教室黑板上的字等。尽早治疗，降低近视发病率。

136 多引导，少警告

很多家长已明白良好视力的重要性，于是时常警告孩子"眼睛是心灵的窗户，一定要少玩手机，保护眼睛"，但其实简单话语的警告效果可能并不好。家长可尝试向孩子详细描述近视带来的种种不便，如看不清黑板上的字、运动时存在安全隐患、厚厚的镜片会影响容颜等，让孩子对近视的危害有更为直观的理解。

137 接纳孩子的优点和缺点

人无完人，孩子也是如此。家长不能只喜欢孩子优秀、懂事的一面，讨厌孩子焦躁、低落的一面，而应该全面接纳孩子，增加亲子关系的真实感和亲密感，让孩子感受到来自父母的安全的、无条件的爱和关怀。

138 友善地坚持

面对孩子的缺点，如果只为其树立学习榜样，可能会让孩子产生自卑心理；如果一味命令、恐吓孩子改掉缺点，可能短时间会成效显著，但也容易出现孩子"造假"的情况。所以，家长要学会提前与孩子树立护眼规则，并友善地坚持。

139 多共情，少说教

面对不听话的孩子，家长可能会脱口而出"听话才是好孩子"，而"见多识广"的孩子可能非但不认可，还会反驳几句。当孩子不听话时，家长不要急于说教，应该先与孩子沟通，耐心帮其解决问题。

140 正确处理情绪

如果家长反复强调了很多遍，孩子还是无动于衷，完全听不进去，家长往往会暴跳如雷，以更高的音量、更愤怒的情感教育孩子。这种情况下，孩子可能会因为害怕愤怒的家长而更不听话。此时，家长不妨先平复好自己的情绪，再心平气和地与孩子沟通。

141 让孩子感受父母的真诚

面对已持续看电视数小时的孩子，家长中间可能已提醒很多遍，但收效甚微，此时应该停止重复性的说教，试着真诚地与孩子沟通，并且以身作则，不看电视，陪孩子一起游戏或运动。

142 害怕也可能是叛逆的原因

有些孩子一直拒绝去医院检测视力，更拒绝做视力矫正。家长可能以为这是固执的表现，其实，这可能是孩子对陌生的环境及事情心存畏惧的表现。此时，家长可与孩子轻松交流，减少孩子的畏惧心理。

143 亲子游戏——吹泡泡

对于年龄较小的孩子，家长可选择在天气晴朗的日子，对着太阳吹泡泡，并让孩子观察较大的泡泡，寻找其中的彩色泡泡。训练孩子认识不同的颜色，让其感受太阳光的 7 种颜色。

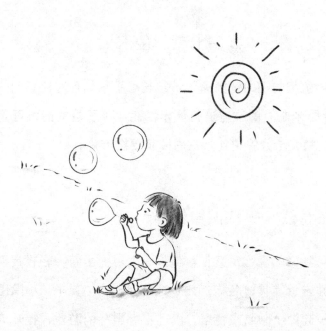

144 亲子游戏——追踪运动

对于 1~5 月龄的孩子，在其刚睡醒或精神状态好的情况下，让孩子舒服地躺着，家长可在距离孩子 20 厘米左右的位置，手拿红色玩具慢慢地可前后、左右移动，让孩子追视物体。每天做 3~4 次即可。

145 不断提升追视能力

家长如果发现孩子在玩追踪游戏时，眼睛总是跟不上目标，就说明孩子的追视能力需要提升，这时，可通过降低移动速度、晃动幅度，让孩子慢慢锻炼。如果追视能力好，上学后的听课效果也会大幅提升。

146 亲子游戏——黑白卡或彩色卡

小月龄宝宝的视力范围有限，家长可手拿颜色对比鲜明的卡片在距离孩子 20 厘米左右的位置进行展示，在让孩子看的同时可简单告诉其图案名称。每张卡片停留 4 秒左右即可更换卡片。

147 亲子游戏——认识身体

对于可独坐的宝宝，家长可与孩子面对面坐着，轻轻抚摸孩子的身体部位，并告诉其具体名称，如"这是宝宝的小鼻子、小嘴巴"。还可以和宝宝一起做"眼睛在哪里，嘴巴在哪里"的游戏，提升孩子的手眼协调能力。

148 亲子游戏——转眼球

家长可与孩子一同转眼球，先顺时针转 10 圈，再逆时针转 10 圈。且转动过程中，眼睛一直看向视野的边界。做完后可闭上眼睛休息一会。这样能锻炼眼球外围的肌肉群，提高眼球的灵活度。

149 亲子游戏——灯光游戏

对于 5 周岁以内的孩子，家长可选择在白天拉上窗帘或在晚上与孩子玩这个游戏。家长手拿手电筒，并用丝巾将手电筒遮住，尽量不要直射孩子眼睛。可让灯光在房顶移动，还可以玩手影游戏，训练孩子对光的敏感度。

150 亲子游戏——彩虹游戏

在阳光明媚的日子，家长可高举喷雾器向空中喷水。受太阳光的影响，空中会形成一道美丽的"彩虹"，家长可让孩子说出或教其识别其中的颜色，分辨各种颜色的波长，认识五彩斑斓的世界。

151 亲子游戏——摇摆运动

对于小月龄的宝宝，家长可将其抱起，放在自己的臂弯里，做半圆形的来回摇摆动作，这样孩子的眼睛可随着头部的移动自由转动，追寻周围的物体。左右胳膊交替抱孩子，可让孩子双眼都得到刺激。

📅152 亲子游戏——照太阳游戏

在太阳较好的天气，家长可选择上午 10 时前或下午 5 时后，与孩子一起躺在阳光下，闭上眼睛，慢慢左右移动头部。角度稍大些，每组做 7~10 秒，可以放松孩子的眼部肌肉。

📅153 亲子游戏——闭眼游戏

在孩子精神愉悦的情况下，家长可与其一同坐在安静环境中，如沙发、床上等，播放轻松的音乐，闭上眼睛，让孩子跟随音乐尽情想象，既能放松眼睛，又能促进大脑发育。

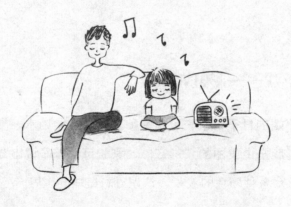

📅154 亲子游戏——睡前讲故事

晚上，家长可让孩子躺下并闭上眼睛，全身放松，轻声、温柔地讲述安静、平和、优美的故事哄孩子睡觉。尽量避开情节激烈或者剧情恐怖的故事，以免影响孩子的睡眠质量。讲故事的时间控制在半小时内为宜。

155 斜视训练方法——双眼外拉

对于内斜视的孩子，家长可让孩子选择 5 米外的 2 个目标，分别在自己身体两侧，然后保持眼动头不动，双眼用力看左边目标 1 秒，再用力看右边目标 1 秒。每组 30 次，每天做 3 组左右，以提高孩子眼肌协调性，促进眼周血液循环。

156 远视性弱视训练方法——穿圈

家长可让孩子一只手拿直径 1 厘米的圆圈，用弱视眼看圆圈，另一只手拿较硬的细丝从中穿过。坚持每日训练，直到能准确地穿圈为止。进行此训练时，应注意不要让细丝伤到孩子。

157 远视性弱视训练方法——数豆子

在光线明亮的房间里，准备一盘豆子，用遮光布遮盖孩子健侧眼睛，让其用弱视眼每天数 200 颗豆子。操作此方法时，要注意不要让孩子误食豆子，以免引起呛咳。

158 远视性弱视训练方法——刺点

家长可指导孩子在一张干净的白纸上，用点和线画出他喜欢的图案。将此画作为训练道具，用遮光布遮住孩子健侧眼睛，让其用弱视眼观察图案，手拿笔对准图案上的点逐个刺下去，直到刺准每个点。

159 近视训练方法——外斗练习

家长可与孩子一起，将两只手的食指分别竖在眼睛前方，指尖与眼睛平行，右眼看右手食指尖，左眼看左手食指尖。接着，右手指向右移动，左手指向左移动，双眼分别用余光看手指。每组 10 次，每天多组。此方法可调整眼轴，改善近视。

160 近视训练方法——快速直线练习

家长与孩子一起，将指尖放在双眼正前方 15 厘米处作为基准点，再在 5 米外的地方选 1 个物体作为目标点。将基准点与目标点连成直线，先看目标点 1 秒，再看基准点 1 秒。如此反复练习。此方法可调节睫状肌，改善近视。

161 远视训练方法——目标转换练习

家长可指导孩子，先集中精神，用力凝视 5 米外的物体 10 秒，然后拉近目光，放松精神，看近处 10~100 厘米处的橡皮或铅笔等物体 5 秒。如此反复练习 10 次左右。此方法可放松睫状肌，改善远视。

162 肢体平衡训练——山式站立

让孩子站立，双脚踩实在地面上，先抬左脚，重心放在大脚趾根部，双手伸平、上举；待坚持不住后，再换右脚。

第 4 章 ——————
保护眼睛，生活处处有窍门

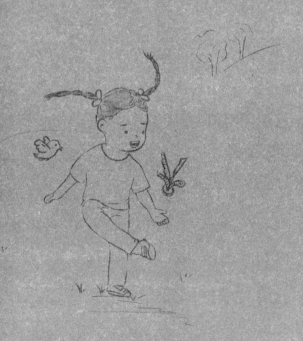

163 正确的读写姿势

写字时，手指离笔尖 1 寸（1 寸 =3.33 厘米），胸口离桌子 1 拳（6~7 厘米），眼睛离书本 1 尺（1 尺 =33.3 厘米）。坐位时，头要摆正，肩膀放平，身体挺直并稍稍前倾，两腿并排，脚平放在地面上，双肘垂于桌面。另外，家长应告诉孩子尽量将书拿起来斜放在桌面上阅读。

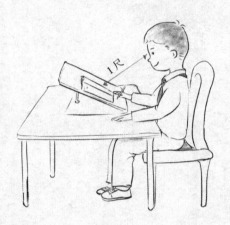

164 正确的握笔姿势

写字时，拇指和食指捏住笔杆，中指在下方拖住笔杆，使得笔杆与桌面呈 50° 角。此握笔姿势可保证孩子在写字时，眼睛能看到笔尖。提醒孩子不要把字写得太小，避免增加眼睛的疲劳感。

165 错误握笔姿势的危害

有研究表明，在握笔姿势错误的孩子中，近视发生率高达 95%。具体原因是，错误的握笔姿势导致孩子看不见笔尖，进而出现弯腰、驼背、歪头等代偿表现。家长应尽早让孩子掌握正确的握笔姿势，并形成良好的书写习惯。

166 连续读写时间要求的年龄差异性

为了保护眼睛，不同年龄段孩子的连续读写时间要求不同。小学生尽量不要连续读写超过 20 分钟，中学生尽量不要连续读写超过 40 分钟，中间尽量保证有 10 分钟的眼睛休息时间。

167 避免连续看近时间过长

在阅读、写字、操作电脑时，连续看一段时间后应休息一会。尽量控制每天累积看近时间，最好不要超过 6 小时。还可以用"听"替代阅读，以减轻眼睛看近的负荷。

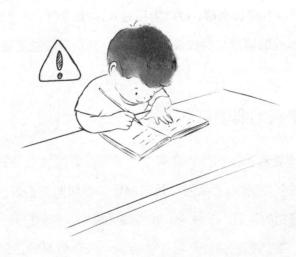

168 改善看近的阅读环境

在需要较长时间学习的教室，照明光线要充足；桌面、黑板不要有过强的反光；教室左右两侧都应有窗户，而且窗户不要太高、太小，以坐在教室任何位置都能看到窗外为宜；应定期调换座位。

169 合理配置书桌

家长应将孩子的书桌摆放在家中靠近窗户的地方，方便其随时远眺，也要保证孩子学习时背景光线和照明光线充足但不刺眼。另外，应为孩子配置可随身高变化调节高度的座椅。

170 闹钟提醒效果好

在书桌旁放 1 个闹钟，督促孩子自觉学习、自觉休息。孩子在持续用眼时，可设置闹钟提醒，每持续用眼 45~60 分钟，应休息 10~15 分钟，闭眼、向远处眺望数分钟或做眼保健操，防止眼睛过度疲劳。

171 科学选用照明灯

除了需要达到国标外，还有 7 个关于台灯的重要指标。①照度：光源均匀明亮不刺眼；②频闪：频闪越低，对眼睛伤害越小，"无频闪"也是不可察觉的频闪；③炫光：在黑暗环境中，突然打开台灯，感到晃眼就是炫光，要选择弱炫光产品；④蓝光：LED 灯具的蓝光危害组别不能超过 RG1、RG2，学习用台灯的蓝光危害组别不能超过 RG0；⑤色温：选择调色台灯，色温最好不超过 4000 开尔文；⑥显色指数：选择显色指数大于 80 的台灯，显色越接近 100，色彩越接近自然光；⑦全光谱连续性。

📅172 选用合适的读物

　　家长为孩子选择读物时，尽量选择字体清晰、字号正常或稍大的图书供孩子阅读，这样可避免孩子因看不清楚文字而逐渐近视。纸质书的字和纸的颜色对比不强，而电子屏幕明暗对比度太强，再加上有一定的闪烁，所以，电子屏幕对视觉的刺激要比普通纸质书明显得多，也更易引起视觉疲劳。建议孩子尽量阅读纸质图书。

📅173 引导孩子正确用眼

　　家长要以身作则，不在走路、吃饭、卧床时，在晃动的车厢里、光线过强或过弱的情况下看书或使用电子产品，尽力保持正确的读写姿势，让孩子在潜移默化中养成正确的用眼习惯。

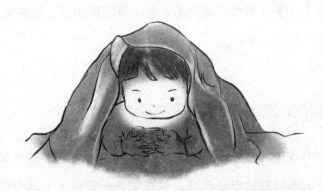

174 电子产品危害眼睛

目前，电子产品种类繁多，一次使用过长时间对眼睛的影响程度也不同。在常见的电子产品中，手机对眼睛影响最大，玩 1 小时手机可让眼睛度数暂时加深 100°，平板电脑和笔记本电脑次之，水墨屏电子书和纸质书对眼睛的影响相对较小。

175 科学合理地使用电子产品

虽然不推荐幼儿和小学生使用电子产品做作业，但如果无法避免，家长应与孩子一起确立电子产品使用规则。如不以学习为目的使用电子产品，每次不宜超过 15 分钟，每天累积不宜超过 1 小时；以学习为目的使用电子产品，每半小时应远眺休息 10 分钟。

176 选择学习用的电子产品有窍门（一）

如果孩子需要通过长期看电子产品进行学习，尽量选择大屏产品，这样才可能在大于 3 米的距离观看，避免近距离用眼。优先顺序为投影、电视、电脑、平板、手机。

177 选择学习用的电子产品有窍门（二）

家长在为孩子购买电子产品时，可详细比较各项参数，尽量为孩子购买屏幕分辨率较高的电子产品，这样可在一定程度上减少孩子的用眼不适感和疲劳感。

178 选择学习用的电子产品有窍门（三）

家长在为孩子购买电脑时，尽量选择带液晶显示器的电脑，并将屏幕的亮度调节到孩子看上去比较舒服的状态，屏幕光线不要太刺眼。这样能减少电子产品对孩子眼睛的伤害。

179 线上学习时间有讲究

小学生每天线上学习时间应控制在 2.5 小时内，中学生每天线上学习时间应控制在 4 小时内。在网络上课时间之余，家长尽量不要让孩子增加电子产品使用时间，如玩电子游戏、看视频等。

180 孩子上网课时家长应做到（一）

家长除了要给孩子营造良好的学习氛围外，也要给他们提供一个独立的学习空间，不要在学习桌上摆放食物、饮料等其他容易让其分心的物品。在孩子上网课期间，家长尽量不要与其讲话，不要反复打扰他。

181 孩子上网课时家长应做到（二）

小学生因年龄小，学习自主性和独立性较差，在上网课时，家长可适时帮助孩子完成学习任务，并监督其日常读写姿势、用眼习惯及学习情况，若有不良行为，可及时帮其纠正。

182 孩子上网课时家长应做到（三）

初中生的独立学习能力已有所提升，也更希望有自己独立的学习空间，家长此时可作为一名指导者，告诉其应科学用眼，并在孩子需要时，做好后勤保障工作，以有效提升孩子的学习成绩。

183 孩子上网课时家长应做到（四）

高中生已能独立进行网上学习，但其学习强度大、学习时间长。对于高中阶段的孩子，家长要在孩子长时间的学习期间，适时提醒其放松眼睛，选择远眺、做眼保健操等。

184 上网课的正确姿势（一）

观看电脑时，眼睛与屏幕的距离不应少于50厘米（大约一臂的长度），而且，屏幕的高度也要调节，尽量使屏幕的中心位置在眼睛位置的下方10厘米左右。也就是说，学习时，眼睛的视线要稍微往下。

185 上网课的正确姿势（二）

若孩子是用电视进行网课学习，则应尽量调整孩子的座椅或沙发位置，让孩子的眼睛与电视屏幕的距离大于3米，而且电视屏幕的中心位置要略低于孩子坐位的眼睛位置。尽量避免孩子使用手机进行线上学习。

186 上网课的正确姿势（三）

孩子进行网课学习时，房间里的光线应充足，电子产品的屏幕亮度也要调整到与环境相适应的状态。若孩子在窗户前学习，应将电子产品的屏幕背对窗户，避免强光直接照射到屏幕上，减少反光对孩子眼睛的伤害。

187 网课间隙的眼放松方法

在网课的课间休息时间，应站起来活动全身，家长可鼓励孩子与自己一同进行踢毽子、做室内操等体育锻炼，避免孩子因长期久坐而出现颈部和肩背部酸痛。

188 一键轻松防蓝光

目前很多家长已经认识到电子产品对眼睛的危害；为了保护孩子眼睛，不惜花重金为其购买防蓝光眼镜。防蓝光眼镜是通过在镜片表面镀膜将部分有害的蓝光反射。其实，在日常生活中，家长只需要开启电子产品上的"护眼模式（或夜间模式）"，就能轻松防蓝光。

189 尽量少玩需要长时间看近的游戏

有很多儿童游戏多以室内自娱式为主，如玩具、手机、平板电脑、游戏机、台式电脑、电视等，每天很少有机会摆脱近看的环境。因此，家长应鼓励孩子改变游戏方式，多选择室外活动。

190 快乐的亲子时光

一家人共处时，无论是居家还是外出，最好将手机等电子产品放在看不见的地方。若孩子总对玩电子产品充满兴趣，家长可与孩子谈论有趣的话题、开展多样的户外活动，逐渐转移其注意力，共同享受亲子互动带来的乐趣。

191 有害的"哄娃神器"

很多家长非常喜欢玩手机游戏，而且常常当着孩子的面毫无顾忌地玩。为了减少幼儿哭闹，经常将手机作为"哄娃神器"，殊不知，幼儿阶段是预防近视、保护远视储备的黄金时期，全家一起玩手机的行为会让近视在幼儿期就过早地开始萌芽。

192 户外活动靠积累

家长想要孩子开展户外活动，并非一定要预留大块时间，利用好平时的点滴时间也非常有效。如课间休息时，去教室外面活动一会；上学及放学时间不坐车或少坐车，可步行或骑行。每天累积接触阳光 2 小时以上，或每周累积 10 小时以上，都可有效护眼。

193 多动态光，少静态光

首先，阳光会促进身体产生更多的多巴胺，多巴胺会抑制眼球的增长，从而预防近视。其次，若在室内，多为静态光线，眼睛也多视近物，可得到的调节较少；若在室外，阳光则为动态光，更便于眼睛远眺、眼肌运动。所以应该让孩子多去户外，感受阳光。

194 勤练独门运动技能

体育运动是很好的团队协作学习和挫折教育。法国医学家蒂素曾说："运动的作用可以替代药物，但所有的药物都不能代替运动！"孩子要积极参与学校的体育课和多种形式的体育运动，最好能掌握 1~2 项运动技能，如踢足球、打篮球、跳绳、踢毽子等，并勤加练习。

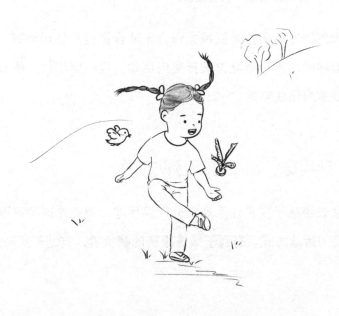

195 户外活动选择多

鼓励孩子通过增加户外活动预防近视，并不是要求孩子一定要运动。因为预防近视的关键是让孩子接受户外阳光的照射，所以，家长可安排孩子在户外野餐、聊天、唱歌、玩耍、发呆、学习。

196 阴天户外活动并非最优解

在晚上、傍晚或者天气比较阴暗的阴雨天气，进行户外活动的效果并不好。因为此时户外的光线较差，并不利于近视预防。因此，家长要根据具体情况，帮助孩子合理安排户外活动。

197 室内活动并非一无是处

若天气严寒或者室外狂风大作，不适合进行户外运动时，家长可考虑在阳面房间、阳台等地方安排室内活动。但一定要拉开所有窗帘，尽可能保障室内光线充足。

198 打乒乓球、羽毛球可预防近视

若家长带孩子在户外活动，选择乒乓球、羽毛球这种可以带动眼睛远近交替的运动方式，有利于锻炼眼睛的睫状肌，有助于预防近视。

199 远视储备不足阶段的近视防控方案（一）

+1.0~+2.0D 远视储备阶段防控目标：以行为防控为主。

①每天坚持 2~3 小时户外活动；②家庭环境灯光按照全光谱、高照度灯光改造；③控制近距离用眼时间；④减轻近距离用眼负荷，如无应力阅读镜；⑤3~6 个月测一次眼轴，如果没有快速增长，保持行为防控。

200 远视储备不足阶段的近视防控方案（二）

+0.25~+075D 远视储备阶段防控目标：延缓眼轴增长，尽量保持孩子的远视储备。此阶段孩子的远视储备相对不足，任由其增长，未来 1~2 年可能就会出现近视，因此防控尤为重要。除了灯光和行为防控措施外，可以采用必要的医疗措施实施干预。

201 眼保健操功效多

最新的眼保健操共 6 节，是根据中医针灸眼周围穴位的原理，以手指代替针，进行徒手按摩穴位，达到通络活血、放松调节的目的。若能每日坚持、认真操作，可以达到保健眼睛、预防近视的预期效果。坚持每天上午、下午 2 节课后或长时间的阅读、写字后，认真做眼保健操。

202 **做眼保健操的注意事项**

做眼保健操时，除要坚持、认真操作以外，还应注意卫生。做操前，手指、面部要清洗干净，按摩部位要正确，手指压到穴位后能感觉到酸困即可，不可用力过大，以免擦伤皮肤。更不要按到眼球上。如果脸上有疮或疖子，眼睛有外伤或炎症时，应暂停眼保健操，等好了以后再做。

203 **第 1 节眼保健操：按揉攒竹穴**

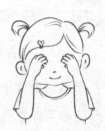

将双手拇指螺纹面分别按在两侧攒竹穴上，其余手指自然放松，指尖抵在前额上。随着音乐口令，拇指有节奏地按揉穴位。每拍 1 圈，做 4 个八拍。

204 **第 2 节眼保健操：按压睛明穴**

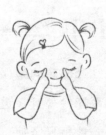

将双手食指螺纹面分别按在两侧睛明穴上，其余手指自然放松，握起呈空心拳状。随着音乐口令，食指有节奏地上下按压穴位。每拍 1 次，做 4 个八拍。

205 **第 3 节眼保健操：按揉四白穴**

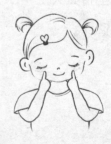

将双手食指的螺纹面分别按在两侧的四白穴上，拇指抵在下颌凹陷处，其余手指自然放松，握起呈空心拳状。随着音乐口令，食指有节奏地上下按揉

穴位。每拍 1 圈，做 4 个八拍。

206 第 4 节眼保健操：按揉太阳穴，刮上眼眶

　　将双手拇指的螺纹面分别按在两侧太阳穴上，其余手指自然放松，弯曲。伴随音乐口令，先用拇指按揉太阳穴。每拍 1 圈，揉 4 圈。然后拇指不动，用双手食指的第 2 个关节内侧，稍加用力从眉头刮至眉梢。2 个节拍刮 1 次，连刮 2 次。如此交替，做 4 个八拍。

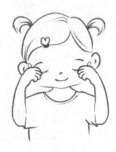

207 第 5 节眼保健操：按揉风池穴

　　将双手食指和中指的螺纹面分别按在两侧穴位上，其余手指自然放松。随着音乐口令，食指和中指有节奏地按揉穴位。每拍 1 圈，做 4 个八拍。

208 第6节眼保健操：按揉耳垂，脚趾抓地

　　将双手拇指和食指的螺纹面分别捏住耳垂正中的眼穴，其余手指自然放松并并拢弯曲。随着音乐口令，拇指和食指有节奏地揉捏耳垂，同时双脚全部脚趾做抓地运动。每拍1次，做4个八拍。

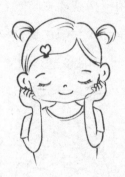

209 "米"字操护眼

　　第1步：眼睛跟随手指前后移动3次，不断转换视线焦点。第2步：眼睛向上、下、左、右各看3次。第3步：眼睛向左上、右下各看3次。第4步：眼睛向右上、左下各看3次。第5步：眼睛顺时针、逆时针各转3圈。但25.5mm以上眼轴的孩子慎做。

210 勤做晶体操

　　晶体操可以训练调节能力和双眼协同能力。

　　（1）远近交替：视线由远到近（5米外→手指→指纹→模糊），手臂要伸直，逐渐移近，反复交替，30秒。

（2）眼球旋转：向上、下、左、右、顺时针、逆时针转动眼球，30 秒。

远近交替，眼球旋转，交替操作 2~3 分钟，每日 2~3 次。近视患者要戴眼镜操作，做操之前、之后尽量向远处看。眼轴过长的孩子慎做。

211 注视训练法治疗调节性近视

先做好准备工作，保持呼吸均匀，放松心情，让眼睛休息片刻。将右手食指放在两眼之间，从远处到近处慢慢移动，直到眼前出现复视的现象。每 3 分钟为 1 个阶段，可反复多次。此法可在卧室或教室内等较为安静的地方进行。

212 远视训练法治疗调节性近视

双脚自然分开与肩同宽，双手自然下垂，保持头颈部自然位置；眼睛最大可能地向远处望去，做 180° 水平左右移动，同时向远处注视。每 3 分钟为 1 个阶段，可反复多次。此法可以在学校操场或花园等视野开阔的地方进行。

213 环视训练法治疗调节性近视

双脚自然分开与肩同宽，双手自然下垂，保持头颈部自然位置；让眼球在眼眶内顺时针旋转 360°，然后再反向逆时针旋转 360°。每 3 分钟为 1 个阶段，可反复多次。此法在室内或户外做均可。眼轴过长的孩子慎做。

214 非接触的眼保健操

开合双眼（闭上眼睛，数 4 个节拍再睁开眼睛），"十"字运动（眼睛向左、右、上、下看），双眼画圈（双眼分别进行逆时针和顺时针转动），远近交替（手臂向前伸直，眼睛交替看向拳头和远方）。

215 "3 个 20" 护眼原则

视力疲劳是真正的视力杀手，如长时间的看书、练琴、画画、接触电子产品等。孩子长时间盯着一个地方看，更容易导致近视发生。根据"3 个 20 原则"进行护眼：持续用眼 20 分钟，向 20 英尺（6 米左右）外的远方眺望 20 秒，能有效缓解眼睛疲劳。

216 睡眠充足，视力好

充足的睡眠是身体健康的前提，也是保持良好视力的先决条件。家长应确保小学生每天拥有 10 小时睡眠，初中生每天拥有 9 小时睡眠，高中生每天拥有 8 小时睡眠。

217 开夜灯睡觉易近视

美国宾夕法尼亚大学医疗中心的一项研究表明，孩子在 2 岁前，睡在黑暗的房间里，近视概率是 10%；睡在开小灯的房间里，近视概率是 34%；睡在开大灯的房间里，近视概率是 55%。所以，家长在孩子睡觉时，要保证其房间尽可能黑暗。

218 一定不要关灯后看手机

睡前看手机，会占用和影响青少年的睡眠时间。过亮对比度的屏幕容易更早出现视疲劳，长久以往还有可能引起其他眼病，如干眼。

219 调节温度可改善眼睛干涩

温度不合适容易引起眼睛不舒服，尤其是室温较高时，更易出现眼睛干涩和视疲劳。建议室温控制在 18~20℃的范围。

220 调节湿度可改善眼睛干涩

室内湿度不合适同样容易引起眼睛不舒服。可以在房间里放置空气加湿器或者放水，增加空气湿度；设置湿度 60% 以上还可以在房间里摆放绿色植物，既能改善空气质量，也能增加空气湿度，还能让眼睛得到放松。

221 适当眨眼可改善眼睛干涩

在阅读或使用电子产品时，家长应提醒孩子适当眨眼。可按照睁眼 2 秒、轻闭双眼 2 秒的顺序，每次做 15~20 个循环，每天 3~4 次。此方法不但可以帮助睑脂排出，还可增加眼睛的湿润度。

222 冷毛巾敷眼睛可缓解眼疲劳

准备 4℃ 的湿毛巾，敷在眼睛上 5~8 分钟，反复做 3~4 次。再用毛巾在眉弓、太阳穴和眼睛处轻叩，分别持续 1~2 分钟。此法能降低睫状肌收缩产生的温度，有效缓解眼肌疲劳。

223 双手捂眼可放松眼睛

在双手温热、干净的状态下，定期做双手捂眼的动作，可以通过双手的热量刺激眼睛的血液循环，加速新陈代谢，放松眼肌。

224 频繁洗眼睛弊大于利

很多人在日常生活中喜欢用淡盐水、茶水或洗眼液洗眼睛，这些液体会干扰眼表正常的 pH 值和渗透压，甚至会带走眼睛本身就有的能抗菌的补体和抗体。所以，当有害化学物质进入眼睛时，要用流动的、干净的水冲洗眼睛，其余情况下不要随意清洗眼睛。

225 戴眼镜并不酷

有的孩子羡慕班上的同学戴眼镜，觉得那个装扮很酷。为了帮助孩子纠正这一错误想法，家长可带孩子前往眼科机构，向眼科医生说明来意，请医生给孩子戴上远视眼镜，人为造成近视视野，让孩子切身感受近视带来的模糊感及不便感。这样一来，孩子容易自觉开始预防近视。

226 疫情期间，上网课的学生如何科学护眼

（1）做好近距离用眼三要素：①坐姿端正，一拳、一尺、一寸；②坚持"3 个 20"护眼原则；③在光线充足的房间进行线上学习。

（2）线上学习时选择屏幕较大的电子产品，如电脑、电视、投影仪，不建议使用手机。

（3）注意营养素如钙、磷、维生素 A、维生素 B_2、维生素 B_1、维生素 C、维生素 E 等的选择与补充。

（4）为避免疫情在家上网课后孩子度数加深较快，建议在网课结束后，家长尽快带孩子去相关眼科机构复查眼睛，确保其近视度数未增加。

227 疫情期间，适合眼睛的室内活动

受疫情影响，孩子可能无法外出，不能保证每天 2 小时的户外活动，但可每天在家坚持居家活动，做一些温和的室内锻炼，如打乒乓球、跳绳、踢毽子、跳室内操等。也可做眼保健操，多去阳台眺望远处物体，使眼睛得到休息。

228 疫情期间，如何保障用眼卫生

眼卫生和手卫生关系密切，由于异物（如粉尘、睫毛）入眼、过敏或视疲劳导致的眼干、眼涩、发痒时，人们会下意识揉眼。因此，正确洗手、勤洗手可以有效减少眼部感染的风险，尤其是在防疫的关键时期，可以降低结膜感染的风险。

第1步：内——掌心相对，手指并拢，相互揉搓。

第2步：外——手心对手背，沿指缝相互搓擦。

第3步：夹——掌心相对，沿指缝相互揉搓。

第4步：弓——双手手指相扣，互搓。

第5步：大——一手握另一手拇指，旋转搓擦。

第6步：立——将5个手指指尖并拢在另一手掌心旋转搓擦。

第7步：腕——螺旋式擦洗手腕。

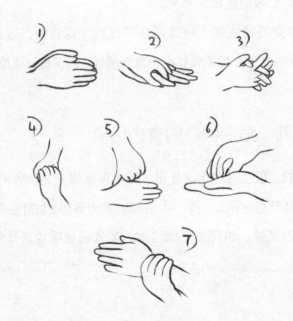

第5章

从饮食入手，预防近视

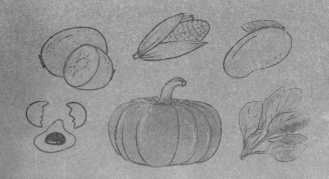

229 近视儿童健康的饮食习惯

（1）高蛋白饮食。尤其要坚持吃高胶原蛋白食物，如猪蹄（去油脂）、鸡爪、肉皮（去油脂）等。

（2）加强咀嚼。多吃坚果、苹果、桃子、哈密瓜等需要咀嚼的食物。

（3）生食水果、蔬菜。在保证清洁的前提下多吃沙拉等低加工程度的水果、蔬菜。

（4）选择全麦、糙米、杂粮，降低深加工过程对营养素的损失。

230 易诱发近视发生的饮食习惯

（1）糖。糖会导致巩膜不坚固，眼轴变长，并危害眼底微血管，加剧眼轴过长带来的眼底损伤。

（2）含糖的饮料、酸奶、糖果、蛋糕、冰激凌。

（3）高淀粉含量的主食。尽量减少精米精面等主食的摄入，用蔬菜、肉类代替。

（4）纯净水。长期将纯净水作为饮用水会使矿物质摄入不足。

231 合理膳食，预防近视

均衡的营养能保证人眼所需多种微量元素的摄入量，也能帮助人体补充充足的维生素 A 和玉米黄质，守护眼睛健康。

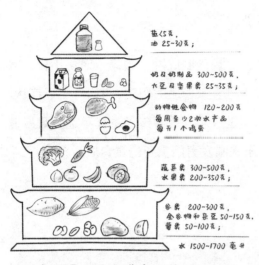

中国居民平衡膳食宝塔（2022）

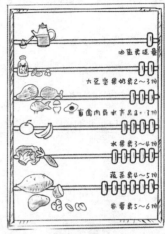

中国儿童平衡膳食算盘（2022）

232 合理摄入蛋白质（一）

视网膜上的视紫质是由蛋白质合成的，人体缺乏蛋白质时，除肌肉松软、发育不良，易于感染、水肿和贫血外，还会出现视力障碍。另外，蛋白质是细胞的重要构成成分，充足的蛋白质有助于眼部组织的修补和代谢。因此，要让孩子摄入一些富含蛋白质的食物，特别是鸡蛋。

233 合理摄入蛋白质（二）

蛋白质要以足量的热量供应为前提，若热量供应不足，机体会将所吸收的蛋白质作为能源消耗，眼球所能吸收的蛋白质就会不足；因人体自身不能储藏蛋白质，所以每餐都应摄入一定质量的蛋白质；每日选用的蛋白质，1/3 应为动物性蛋白，2/3 应为植物性蛋白质。

234 合理摄入蛋白质（三）

有些孩子对蛋白质过敏，容易出现皮肤红肿、腹泻、消化不良、哮喘、咽喉肿痛等过敏症状。若孩子有进食蛋白质的历史，且出现上述症状，家长应及时带孩子前去就医，明确过敏源，缓解孩子身体不适。且应遵医嘱，通过摄入其他食物补充孩子眼睛发育所需要的蛋白质。

235 富含蛋白质的食物

分类	食物
动物性蛋白质	鸡蛋
	奶类及其制品
	动物肌肉
植物性蛋白质	黄豆及其制品
	黑豆及其制品

236 应该合理摄入钙（一）

钙是我们非常熟知的一种矿物元素，但大家对它的认识往往局限于其对骨骼发育的影响。其实，钙对眼睛也有一定的保护作用。人体的钙含量越高，巩膜坚韧性越好。反之，身体一旦缺钙，巩膜的弹性下降，容易引起视力减退或近视。因此，应该让孩子多吃富含钙的食物。

237 应该合理摄入钙（二）

家长需要明确会影响钙吸收利用的促进及抑制因素，以更好地提高补钙效果。科学的烹调方法会促进钙的吸收，如在炖排骨时加醋。而酒精、咖啡因、草酸和植酸等会抑制人体对钙的吸收；维生素 D 不足时，钙的吸收率也会降低。

238 富含钙的食物

类别	食材
蔬菜	荠菜、苋菜、油菜薹、茴香、芥蓝、甜菜叶
豆制品	豆腐干、素鸡、千张、豆腐皮、豆腐
坚果	榛子、黑芝麻、白芝麻、花生米（炒）、杏仁（原味）、松子（炒）、瓜子仁
水产品	虾皮、虾米、紫菜、海带（湿）、海蜇、海虾、鲜扇贝
乳制品	牛奶、酸奶、奶酪

239 "亮眼黄金"——叶黄素

叶黄素又称"眼黄金"，是一种存在于蔬果中的天然胡萝卜素，也是视网膜中最重要的营养成分。眼视网膜的黄斑部和晶状体中含有叶黄素，尤其是黄斑部含有高浓度的叶黄素。这种元素是人体无法合成的，必须靠摄入叶黄素补充。若缺乏这种元素，易引起黄斑病变和中央视觉模糊，直至出现黑影，甚至完全失明。

240 叶黄素有什么作用

叶黄素是构成蔬菜、水果、花卉等植物色素的主要组分，也是人眼视网膜黄斑区域的主要色素。

叶黄素能保护眼睛不受光线损害，延缓眼睛的老化，防止病变。太阳光中的紫外线及蓝光进入眼睛会产生大量自由基，导致白内障、黄斑区退化，甚至癌症。紫外线一般能被眼角膜及晶状体过滤掉，但蓝光却可穿透眼球直达视网膜及黄斑，黄斑中的叶黄素能过滤掉蓝光，避免蓝光对眼睛的损害，延缓或防止白内障的发生，降低黄斑部退化、病变风险。

241 富含叶黄素的食物

（1）猕猴桃。猕猴桃中含有丰富的叶黄素，可以有效维护眼睛健康，防止眼疲劳。此外，还含有抗氧化剂——维生素C，可排除人体内不正常堆积的氧化物，避免眼部组织遭到破坏。

（2）玉米。玉米中的叶黄素和玉米黄质构成黄斑色素，形成体内的"天然墨镜"，可以保护眼睛中叫作黄斑的感光区域，预防老年性黄斑变性和白内障的发生。

（3）蛋黄。蛋黄中含有叶黄素和玉米黄素。

（4）各种深绿色和黄橙色蔬果。如菠菜、甘蓝、南瓜、芒果、柑橘、葡萄。

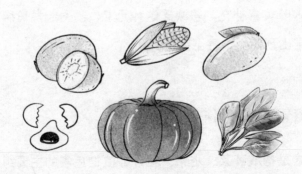

242 预防近视——应该合理摄入锌和铜

视网膜和脉络膜含有高浓度的锌和铜，锌和铜会参与一系列重要金属酶的活动，在保持视网膜色素上皮的形态和功能方面有重要作用，缺锌和铜时，视网膜会出现变性改变。为预防近视，可多食用含锌较多的食物（鱼、瘦肉、肝等）和含铜较多的食物（豆类、贝类等）。

243 预防近视——应该合理摄入铬

缺铬时，血液渗透压下降，会影响眼房水和晶状体渗透压，导致晶状体膨胀，屈光度增加，形成近视。为预防近视，可食用含铬比较多的谷类、坚果、海味食物、肉、蛋、奶制品等。鲜葡萄和葡萄干中含铬最多，有"铬库"之称。

244 预防近视——应该合理摄入硒

硒在睫状体和虹膜内含量很高，与视敏度有关，当硒不足或缺乏时，容易患近视眼和白内障。为预防近视，可食用含硒比较多的食物，如肝、肉类、海味食物、坚果等。

245 预防近视——应该合理摄入维生素

虽然人体对维生素的需求量很小，但它们在人体物质和能量代谢中却起着极为重要的作用。预防近视时，需多补充维生素 A、维生素

B$_1$、维生素 B$_2$、维生素 C 及维生素 E。富含维生素的食品有蛋、奶、肉、鱼、肝脏和新鲜的蔬菜、水果。

246 富含维生素的食物

维生素	食物
维生素 A	菠菜、韭菜、胡萝卜、红薯、杏、芒果等绿色和黄色蔬菜、水果
维生素 C	深绿色的蔬菜及各种水果
维生素 E	花生和核桃等植物种子、豆油和花生油
维生素 B$_1$	小麦、粗粮、鱼和肉等
维生素 B$_2$	瘦肉、动物肝脏、蛋黄、糙米及绿叶蔬菜等
维生素 B$_6$	瘦肉、果仁、糙米、绿叶蔬菜、香蕉等

247 预防近视——应该多吃鱼

有研究发现，鱼中富含锌和蛋白质，吃鱼可防止由于年龄增长而引起的眼底黄斑病变，而黄斑病变所引起的失明无法治愈。每周至少吃 1 次鱼，可以起到保护眼睛的作用。

248 预防近视——应该多补益肝肾

"肝肾功能好，儿童视力优。"常见的能够补益肝肾的食物主要有：枸杞、核桃、花生、大枣、桂圆、蜂蜜、虾、鱼、肉、蛋等。

249 预防近视——应该多用菊花养眼

选用花朵又小又丑且颜色泛黄的菊花，干燥后泡水或煮开喝（不另加茶叶），每天三四杯，可消除眼睛疲劳、恢复视力。用干净的棉签蘸菊花水涂在眼睛周围，可有效消除眼睛浮肿。

250 预防近视——应该多用焖烤

在烧烤过程中，若使用明火，肉中的油滴到火上，会产生苯并芘（是一种致癌物）。所以家长在为孩子烧烤时，应尽量少用明火，多用焖烤，这样可以更多地保留食物的营养成分。

251 预防近视——应该多咀嚼

吃得太精细，容易导致铬不足，而且细软食物无法给予面肌足够的咀嚼运动，易引起视力问题。儿童应多吃硬食。常吃鱼类、谷物、柑橘类水果及红色果实，对防止视力衰退有很好的效果。

252 眼睛不宜过刺激——辣

食用过量辛辣食物，眼睛周围会感到灼热感，并且眼球血管也会由于充血而导致视物不清。如果长期饮食辛辣，还可能会提前出现结膜炎、眼底动脉硬化、干眼症和视力减退等老年性疾病。

253 眼睛不宜过刺激——蒜

大蒜具有抗菌、杀菌的功效，并且对许多疾病都有一定的预防作用，适量食用对身体是有益处的。然而，它也是一种辛辣刺激性食物，如果长期食用过多反而刺激眼睛。另外，患有青光眼、白内障、结膜炎、麦粒肿、干眼症等眼疾的人必须要少吃蒜、葱、洋葱、生姜、辣椒类食物，否则会影响治疗效果。

254 眼睛不宜过刺激——甜食

甜食的含糖量很高，对孩子有着绝对的吸引力。但如果家长放纵孩子吃甜食，不仅会影响孩子的身体健康发育，造成肥胖，还会促进近视的形成与发展，严重影响视力。有研究表明，儿童每天摄入约 6 茶匙的糖分有益健康。

255 甜食对视力的危害（一）

孩子如果摄入过多的甜食，体内会产生大量的酸，酸与体内的钙盐中和，在血液中还原，会造成血钙减少，进而引起眼球壁的韧性降低、眼轴增长、眼球壁弹力减退，最终导致近视发生。

256 甜食对视力的危害（二）

若孩子摄入过多甜食，会导致血糖、血浆渗透压、眼房水和晶状体的渗透压等升高，引起晶状体变凸，最终引发近视。人体代谢糖分需要大量的维生素 B_1，若糖摄入过多容易引起维生素 B_1 不足，进而引起视神经传导障碍，可能诱发和加重近视。

257 不能摄入过多含糖量较高的加工食物（一）

话梅糖、果汁糖等水果糖含糖量在 90% 以上，饴糖、牛皮糖等软糖含糖量在 85% 以上；酥糖因采用花生和芝麻做糖心，其脂肪含量在 10% 以上，含糖量在 75% 以上；巧克力糖脂肪含量在 40% 以上，含糖量在 50% 以上。以上这些糖类，孩子应不吃或少吃。

258 不能摄入过多含糖量较高的加工食物（二）

酸奶是很多孩子喜爱的食物，对孩子的肠道发育有益。但低脂酸奶往往会通过增加含糖量补偿甜味和口感，食用过多会危害健康。一小匙番茄酱的含糖量为 4 克左右，若孩子吃薯条的时候，蘸取大量的番茄酱，也会在不知不觉间摄入大量糖分，影响健康。

259 不能摄入过多含糖量较高的加工食物（三）

葡萄干在脱水过程中，会额外加入糖以优化口感、改善过涩的问题；山楂本身口感偏酸，在加工成山楂片的过程中，为增加口感，也会额外加入大量糖分；大部分饼干的含糖量为 15%~20%，其中曲奇饼干、夹心饼干和威化饼干的含糖量较高。对于这些食物，孩子都应不吃或少吃。

260 不能大量进食含糖量高的菜品

很多家长做菜时喜欢用糖调味，以增加孩子的食欲。据记载，糖醋排骨和糖醋里脊含糖量最高，会加 75 克左右糖；红烧肉次之，会加 45 克左右的糖；红烧排骨、红烧鱼、鱼香肉丝含糖量稍少，会加入 25 克左右的糖。

261 不能大量进食烧烤、油炸、烤焦食物

烤羊肉串、烤鱼、炸油条、炸油糕等烧烤、油炸类食物深受孩子们喜爱。这些食物虽然美味，但对孩子身体危害很大，会影响孩子视力，增加近视的发病风险。在油炸过程中，油温过高会产生很多的有毒物质，为了孩子的健康，可将油温控制在 200℃以下，且应尽量避免连续的高温油炸。烤焦的食物虽然香脆，但含有致癌物苯并芘，烧烤时要把握火候，尽量不要烤焦。若不慎烤焦，不要食用。

262 烧烤油炸类食物对视力的危害（一）

锌、铁、钙等微量元素对视力有很大帮助。若摄入过多烧烤和油炸类食物，眼睛对这些微量元素的吸收率会受到影响，容易导致眼球壁弹性松弛，进而导致近视发生。

263 烧烤油炸类食物对视力的危害（二）

烧烤时，很多食物上都会放油，所以会产生大量油烟，而油烟中含有很多有毒物质，容易刺激孩子的眼睛，导致呼吸困难。所以，在烧烤前或食用烧烤类食物前，应提前给孩子准备儿童防烟雾护目镜以保护孩子眼睛。

264 每周 40+ 食物明细表

种类	食物
青菜（叶菜）类	芹菜、韭菜、油麦菜、小白菜、菠菜、蒜苗、莲花白、大白菜、茼蒿、油菜苔、黄心菜、西蓝花、菜花、生菜、紫甘蓝、苦菊、芥兰、芥菜、香椿、田七苗、萝卜缨
果实 / 根茎 / 花类	西红柿、茄子、洋葱、莲菜、胡萝卜、白萝卜、西葫芦、黄瓜、南瓜、冬瓜、丝瓜、苦瓜、青笋、芦笋、魔芋、青椒、秋葵、儿菜、山药、鲜百合、百合、莲子
主食应以全谷物和薯类为主	燕麦、大麦、黑麦、黑米、玉米、裸麦、高粱、青稞、黄米、小米、粟米、荞麦、薏米、马铃薯、红薯、山药
胶原蛋白	鱼皮、骨头（汤）、鸡爪（去油脂）、猪蹄（去油脂）、猪皮（去油脂）、皮冻
肉类及其他蛋白质	鸡蛋、牛奶、牛肉、羊肉、带鱼、鲷鱼、海鲳、黄花鱼、比目鱼、马面鱼、鸡肉、鸭肉、虾、面筋、紫菜、海带、蛤蜊、海蜇、鱿鱼、墨鱼
杂豆类	黑豆、绿豆、红豆、白眉豆、扁豆、毛豆、甜豆、荷兰豆、豇豆、乌豆、大黄豆、四季豆、赤小豆、芡实、豆芽

续表

种类	食物
水果	苹果、梨、香蕉、橘子、橙子、草莓、樱桃、蓝莓、火龙果、牛油果、树莓、柚子、柿子、猕猴桃、桑葚、西瓜
坚果	杏仁、花生、核桃、腰果、榛子、开心果、松子、巴旦木、碧根果、青豆、豌豆
菌菇	金针菇、海鲜菇、口蘑、平菇、香菇、白玉菇、杏鲍菇、木耳、银耳、茶树菇、竹荪
豆制品	豆腐、豆腐干、素鸡、豆腐泡、腐竹、花干
调料 / 饮料	姜、花椒、茴香、蒜、辣椒、葱、菊花、苦瓜、栀子、玫瑰、蒲公英、茉莉、洛神花、枸杞

第6章————
帮助孩子戴好眼镜

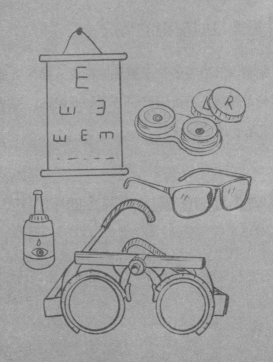

265 需要及时配镜的情况（一）

裸眼视力很差的孩子要及时配镜：经视力检查后，发现孩子视力低于 0.5，且日常生活中有看远处时经常看不清楚的现象，需要使劲眯眼睛才能看清远处。

266 需要及时配镜的情况（二）

双眼视力相差非常大的孩子要及时配镜：经过视力检查后，发现孩子双眼度数相差很大，若此时没有及时戴眼镜矫正，就会造成双眼不能同时使用，容易导致外斜视发生。

267 需要及时配镜的情况（三）

眼睛调节力差的孩子要及时配镜：如果近视的孩子因为能看清近处而不配戴眼镜，不用眼睛调节，长此以往，眼睛的调节功能退化，会导致近视增长速度加快。

268 需要及时配镜的情况（四）

患有间歇性外斜视的孩子要及时配镜：外斜视的孩子通常表现为眼睛集合功能较差，而眼睛的集合功能与协调功能往往是相伴随发生作用。不戴眼镜的外斜视儿童的眼睛若不经常"调节"，集合功能会更差，外斜视会更严重。

269 青少年配镜与成人不同（一）

青少年与成人配镜的验光方法不同，因为青少年眼调节力很强，必须放松紧张的调节状态，消除假象。放松调节的方法可以采取睫状肌麻痹，只有在此基础上，才可能精确地测出屈光度。

270 青少年配镜与成人不同（二）

在为青少年确定配镜处方时，应注意眼镜应力而产生的不规则散光，因为散光会加快近视发展，因此，要检测应力。此外，还需参考视功能检测结果而定，给出最合适的配镜选择，使之既能获得较好的远视力，又能减轻看近物时的视疲劳，还能减缓近视不断加深。

271 青少年配镜与成人不同（三）

青少年配镜后，必须要定期复查。青少年的屈光状态不稳定，眼球的发育还没有最后定型，如果戴镜一段时间后，矫正视力不达标或是瞳距发生变化，都可能影响视力，需要更换适合现状的眼镜。

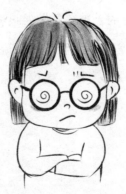

272 能看清黑板，并非戴对了眼镜

有些家长听孩子说看不清黑板，就盲目带孩子去配镜，虽然配得的眼镜让孩子看清了黑板，殊不知这可能是不符合视觉健康的眼镜。因为青少年眼球正性调节力特别强，对凹球镜的耐受性很大，多副不同度数的凹透镜都可以把视力提高到 1.0。

273 验光是配好眼镜的前提

想要配一副合适的眼镜，验光、查度数是第一步。验光包括电脑验光、插片验光、睫状肌麻痹和检影验光。屈光度准确的眼镜会让孩子视野明亮；屈光度不准确的眼镜，过高会让孩子头晕、恶心，过低则达不到矫正视力的目的。

274 普通框架眼镜并不能控制近视的增长

因为眼球是有弧度的，虽然戴镜之后眼底黄斑部位对焦清楚，但周边的图像落在了眼底后方，大脑还是会想要寻找清晰图像，容易促进眼轴向后方长长。因此，高度近视的人单纯戴框架眼镜既不会加速近视的进展，也不会控制近视的增长，但是完全可以解决近视看不清的问题，而且近视不戴眼镜反而更不利于视力发展。建议大家选择正规的眼科医院进行验光配镜。

275 选择合适的眼镜架

镜架上2个镜片中心点的距离要与医生测得的瞳距吻合，镜架不宜过大或过小。儿童尽量选择塑料镜架，因金属镜架易引发过敏或挤压鼻梁并产生二次损伤。镜架以与鼻子表面贴住为宜。

276 选择合适的镜片

镜片一般分为玻璃镜片、树脂镜片和PC镜片。从安全的角度来看，孩子应该选择树脂镜片，因为其不易碎，可以在一定程度上避免孩子因眼镜破裂而产生的眼外伤。镜片表面镀膜可增加硬度，防紫外线和防辐射等功能可依喜好选择。

277 眼镜的日常保养

摘眼镜或戴眼镜时，要用两手轻拿轻放，将眼睛凸面朝上放在桌面上，避免镜片发生磨损。不要长时间把眼镜放在暖气片等高温地方，也不要让眼镜与带有腐蚀性的物品接触，以免眼镜变质。擦眼镜时，应一只手拿着镜架的中间，另一只手用柔软的眼镜布轻轻擦拭。不要随便用衣角擦拭，以免划伤镜片。镜片上污渍较多时，可用中性清洗剂清洗。

278 眼镜需要多久更换一次

近视儿童应每半年检查一次眼睛，包括远/近视力、矫正视力及眼底情况。高度近视的儿童还应检查眼压、视野；睫状肌麻痹的儿童应检查眼底，包括玻璃体、黄斑区及周边眼底，防止并发症的出现。如检查时发现孩子佩戴的眼镜不能矫正视力，可以验光矫正。检查结果与眼镜差小于 -0.75D，不需要重新配镜；如果相差大于 -0.75D，或者镜片有划痕，都应重新配镜。一般来说，如果镜片合适且保护得当可以戴 1 年以上。硬性接触镜一般可以使用 1~2 年。

279 配好眼镜需要经常戴吗

轻度近视的儿童，可用 1% 阿托品或赛飞杰等睫状肌麻痹剂治疗，如用药后屈光减少，视力增进，则不应急于配镜。中度近视的儿童，配镜应先矫散光、后对焦的足度数矫正。曲率性近视在看近处时可不戴眼镜。高度近视的儿童，常有散光、屈光参差、视疲劳等问题，应配 RGP 矫正。

280 正确试戴眼镜

眼科医生在给孩子查出度数后，会让其试戴 15~20 分钟眼镜，感受是否头疼、头晕、视物是否倾斜等。试戴眼镜时，孩子应该四处走动，看远处事物是否清晰，走路是否头晕，还应该用平时读书的姿势和距离阅读，看是否清晰。

281 不能随意戴别人的眼镜

因为镜架、镜片的度数、2 个镜片中心之间的距离、镜腿的长度、鼻托的高度都是因人而异的，不能随意戴别人的眼镜。互戴眼镜会影响孩子视力。

282 眼镜布不是擦拭眼镜的

眼镜花了，就在镜片上哈一口气，然后用眼镜布或衣服擦眼镜，这个动作对于戴眼镜的人来说，再熟悉不过了。市面上大部分眼镜布材质不够细腻，重复使用之后，布上容易存有灰尘和异物，同时，镜片上面可能有很多微小灰尘颗粒，眼镜会越擦越花，还有可能损伤镜片。其实，眼镜布的真正用途是用来包裹眼镜，防止镜片与眼镜盒边缘摩擦导致镜片磨损。

283 如何正确清洗眼镜

将眼镜用自来水冲淋后，一只手握着镜框边缘或捏着横梁处，用另一只手干净的拇指与食指沾上清洁剂或洗洁精，贴着镜片两面轻轻揉洗，然后用清水冲净，再用面巾纸或专用镜布朝同一方向吸净水分，揉洗的力度应轻柔适中，最后将眼镜放在通风处晾干。

284 人工泪液并不能改善眼睛干涩

若尝试多种方法后，眼睛干涩的状况仍得不到明显改善，家长可带孩子就医，检测泪膜状态、舒缓睑板腺口的堵塞、泪腺补充泪液成分、清洗睫毛根部的脂质层排出皮脂成分。

285 如何选择合适的接触镜

选购时，接触镜的材质、含水量、透氧率、中心厚度、基弧、直径等，不仅会影响佩戴时的舒适度，还会影响眼睛的健康状况。如长时间戴透氧性低的镜片会让角膜缺氧，导致角膜损伤，影响视力。因此购买前，必须经过眼科医生的详细检查，遵医嘱选用。

286 哪类人群适合戴接触镜

①近视、远视和各种散光者，随着屈光不正度数的上升，物像大小的变化会越来越大，使视物的真实性明显下降，视物的范围明显缩小，从而影响眼睛健康，故最好选择接触镜；②高度近视人群；③屈光参差者，如两眼屈光度数相差 250 度以上时，佩戴框架眼镜，会因两眼物像大小不等使物像无法融合，故不适合佩戴框架眼镜；④单眼无晶状体者；⑤圆锥角膜；⑥但有结膜炎、干眼症、角膜炎等情况者，不适合戴接触镜。

287 接触镜和框架眼镜的度数一样吗

由于框架眼镜和接触镜离角膜的距离不一样，所以度数也不一样。通常来说，接触镜的度数要比框架眼镜的度数低一些，不过需要根据实际度数做减少。一些参考表格，如 100~300 度减少 25 度，300~500 度减少 50 度并不太精确，最好是经过专业的验光检测，选择适合度数的接触镜。

288 接触镜和框架眼镜交替使用可改善眼睛干涩

　　长期佩戴角膜接触镜（也称接触镜）会增加眼睛干涩的发生率，家长可提醒孩子不要长期使用接触镜，可适时更换框架眼镜以改善眼睛干涩情况。

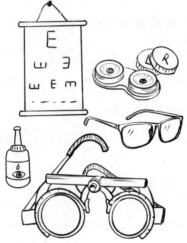

289 尽量佩戴日抛眼镜

　　若孩子佩戴的是软性的接触镜，建议使用日抛型镜片，可在一定程度上减少镜片污染的概率；若孩子佩戴的是硬性的接触镜（如 OK 镜），要加强对镜片和眼镜盒的清理和更换。

290 接触镜的日常护理

　　每次取下接触镜后，要用护理液揉搓眼镜片，并将镜片浸泡在有杀菌作用的护理液或双氧水护理液中。不能用生理盐水代替护理液。每次佩戴接触镜前，一定要用护理液或煮沸晾凉的水冲洗眼镜片，切不可用自来水或者凉白开代替冲洗。

291 接触镜的定期护理和存放

每周都应该对镜片进行强效消毒和除蛋白护理，此方法可有效杀死镜片上的细菌和病毒等，防止眼睛发生感染。眼镜盒要定期清洗，最多1个月便要更换1个新的眼镜盒。另外，在佩戴眼镜的过程中，接触眼镜片的手指一定不要接触护理液瓶子或者眼镜盒。

292 不得长时间佩戴接触镜

在不得不佩戴接触镜时，连续佩戴不得超过8小时。切记睡觉时不要佩戴软性接触镜，以免加重眼睛负担。

293 戴接触镜时不能使用眼药水

因为某些眼药水含有的成分会使接触镜的镜片在眼睛上着色，或者眼药水中的防腐剂会在接触镜中浓缩，从而对眼睛带来伤害。

294 洗澡时不能佩戴接触镜

因洗澡水并非十分洁净，里面可能含有很多细菌，若洗澡时未摘掉眼镜，可能会造成感染，严重时可能会丧失视力。

295 戴接触镜也要定期复查

佩戴接触镜后，为了眼睛的健康，应定期到医院接受检查。最初要每 2 周去检查 1 次，戴镜 3 个月后，每隔 3 个月检查 1 次。这样做既能保障眼睛的安全，也能及时发现眼睛的异常。

296 什么是硬性透氧性角膜接触镜（RGP）

硬性透氧性角膜接触镜（Rigid Gas Permeable Contact Lens，RGP）中含有硅、氟等聚合物，能大大增加氧气的通过率，具有良好的湿润性和抗沉淀性，不易引起缺氧和干眼症，因此被誉为"会呼吸的接触镜"。此外，RGP 成型性好，不易变形，光学矫正质量高，且清晰度高，可控制近视、散光度数的加深，有很好的生物相容性，对角膜的健康有一定的维护作用。

297 哪些人适合戴 RGP

①希望利用 RGP 控制近视不断加深的青少年近视者；②高度屈光不正者；③需要长期佩戴镜片者；④因佩戴软性接触镜导致各种并发症而不宜佩戴软镜者；⑤角膜散光大于 2.5D 以上时，可佩戴复曲面或双复曲面 RGP；⑥圆锥角膜者；⑦远视者可配戴双焦点 RGP；⑧由于各种原因导致的角膜不规则散光者；⑨无晶体眼的屈光矫正者。

298 RGP 的正确佩戴步骤

（1）佩戴前确认镜片是否完好无损，镜片上是否有异物。将清洗后的镜片凹面朝上，置于右手食指指尖处。

（2）向镜片凹面滴入一滴润眼液，左手绕过头顶，手腕靠在头顶上。

（3）左手中指拉开并按紧上眼睑睑缘中部，右手中指拉开并按紧下睑缘中部，使整个黑眼球露出。

（4）将食指上的镜片轻轻戴在黑眼球上，然后移开食指，确认镜片戴正后，缓慢松开上下眼睑。佩戴过程中不能眨眼、眯眼、转动眼球。

299 什么是 OK 镜

角膜塑形镜片（Orthokeratology）简称"OK镜"，是一种特殊设计的硬性接触镜，中央平坦，边缘较陡。与人眼角膜表面形态相反，多弧设计可改变角膜的曲率，发生合理的塑形效应，从而降低近视度数，显著提高视力。OK镜使用简单，操作方便且没有风险，不会影响其他眼功能。白天可不戴眼镜。

300 哪些人适合戴 OK 镜

凡符合角膜健康标准、角膜曲率在38D以上，近视度数在 -3.0D~ -6.0D以内、年龄在8岁以上、家长能够精心照顾、可以与固定的眼科医生保持联系的儿童均可以尝试使用OK镜。但是，自制力较差、无良好卫生习惯、操作灵活性相对较差的儿童在验配 OK 镜时要小心谨慎。有急性结膜炎、干眼症的儿童不适合佩戴 OK 镜。

301 怎样"无伤害护理"OK 镜?

（1）镜片一定要放置在专用保存盒内，防止划伤。

（2）镜盒中护理液必须没过镜片，护理液中的表面活性剂和杀菌防腐剂具有清洁、消毒的功能。

（3）镜盒中的护理液要每天更换，取出镜片后要将盒中的护理液彻底冲洗掉并晾干。

（4）每次浸泡时间不得少于 6 个小时。若长期不戴镜片，盒中的护理液至少要 1 周换 1 次。

（5）镜盒需每周在热水煮沸 1 分钟或用热水冲洗 1 次，待镜盒放凉后再放入镜片。镜盒最好 3 个月换 1 次。

302 为什么不推荐白天戴 OK 镜?

OK 镜是通过夜间睡眠对角膜进行塑形进而矫正裸眼视力，白天在佩戴过程中，镜片会因重力轻微向下移位，或因眨眼随着眼睑力量而不断移动，很难达到和睡眠一样的稳定塑形效果。另外，白天长时间的佩戴可能出现明显的眼干、眼涩等症状，运动、学习过程中也难免会触碰眼睛，造成镜片损坏或丢失。因此，更推荐夜晚睡眠佩戴 OK 镜 8~10 小时，一般不超过 10 小时。

303 角膜塑形镜 VS 框架镜 VS 普通接触镜

项目	角膜塑形镜 GRP	框架眼镜	普通接触镜
控制近视的效果	年均增长 0.08D	年均增长 0.67D	年均增长 0.67D
舒适性	透氧值 100 适合长时间佩戴	长时间佩戴会挤压鼻梁	透氧值 50 佩戴超数小时感到不适
方便性	夜晚佩戴，白天摘镜。上课、运动不用戴镜	需要全天佩戴，生活不便	需要全天佩戴，不适宜剧烈运动
美观性	不影响外观	影响外观，且镜片度数越高，像差越大，显眼睛越小	不影响外观
使用寿命	2 年	半年至 1 年	日抛、月抛、季抛、年抛

304 接种新冠疫苗后，需要停戴 OK 镜吗

因为个人体质不同，一般来说，可以根据打完疫苗之后的身体反应判断：

（1）没有任何不适反应，并不影响 OK 镜的正常佩戴。

（2）官方指出的佩戴 OK 镜的一般不良反应，如接种部位红肿、硬结、疼痛等局部反应，通常会随着时间推移慢慢消失，可以继续佩戴 OK 镜。

（3）若出现发热、乏力、头痛等全身反应，则要咨询医生，考虑停戴 OK 镜，直到身体恢复健康，以免眼部发生感染。

305 疫情期间，如何自测眼镜是否合适

感觉鼻梁、耳上有无压痛感，视物有无变形、晃动。还应检查戴镜时眼镜与眼睛的距离，镜片位置应在角膜顶点前 12~15 毫米处。此外，还应测量左右两镜片的光学中心是否在同一水平面上、两光学中心距离与瞳孔距离是否一致。

306 疫情期间，如何自测眼镜的光学中心

找一个灯泡，对准眼镜，观察镜片表面的反光点。每个镜片有两面，因此会有 2 个反光点，由于镜片两面弯曲度不一样，则反光点大小也不一样。移动镜片，使大小 2 个反光点重合，重合的点就是光学中心点。2 个镜片的光学中心点相距的距离，即镜片的光心距，通常称为瞳距。

第7章——
爸妈必须学习的中医护眼法

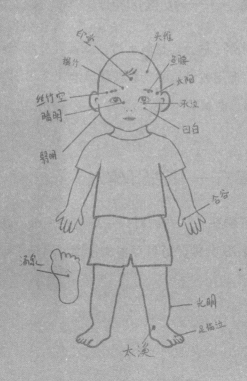

307 护眼按摩方——按揉太阳穴

太阳穴位于眉梢与眼睛的外眼角中间,向后约一横指的凹陷处。用双手拇指的指腹按揉太阳穴 10 分钟,然后用拇指指腹擦按眼眶,以头部和眼睛舒适为宜。

308 护眼按摩方——按揉头维穴

头维穴位于头侧面的额角发际线上 0.5 寸,头部正中线旁开 4.5 寸处。用双手拇指或食指指腹按揉头维穴 3~5 分钟,每日 1 次。

309 护眼按摩方——按揉风池穴

风池穴位于脖子后方,枕骨下方,胸锁乳突肌与斜方肌上端之间的凹陷处。用双手拇指或食指的指腹按揉风池穴 3~5 分钟,每日可多次按摩。能改善头痛、眩晕等不适。

310 护眼按摩方——按揉印堂穴

印堂穴位于额头上,两侧眉头连线的中点处。用手指的指腹按揉或揉捏印堂穴 2~3 分钟,每日可多次按摩。有通窍明目、醒脑开窍的功效。

311 护眼按摩方——按揉丝竹空穴

丝竹空穴位于两侧眉梢的凹陷处。用双手拇指的指腹按揉丝竹空穴2~3 分钟，每日可多次按摩。可缓解眼干、眼痛、目眩等不适。

312 护眼按摩方——按揉晴明穴

晴明穴位于面部，眼睛的内眼角稍上方凹陷处。用双手的中指指腹分别按揉两侧的晴明穴 2~3 分钟。可改善眼部血液循环，缓解视疲劳等。

313 护眼按摩方——按揉鱼腰穴

鱼腰穴位于额头上，瞳孔正上方、眉毛的中点处。用双手拇指的指腹按揉鱼腰穴 2~3 分钟，每日 1 次。可缓解眼周肌肉的紧张。

314 护眼按摩方——按揉四白穴

四白穴位于眼眶下缘正中直下 1 个横指处。用双手食指和中指指腹分别按揉两侧的四白穴 1~2 分钟。能改善视力，预防眼部疾病的发生。

315 护眼按摩方——掐按光明穴

光明穴位于小腿外侧，外踝尖上 5 寸，腓骨前缘处，按压有酸胀感。用手指指尖掐按光明穴 3~5 分钟。可改善青光眼、夜盲的症状。

316 护眼按摩方——点揉翳明穴

翳明穴位于耳垂后的高骨下方，与耳垂相平，按压有酸痛感。将双手食指、拇指并拢，用两指指尖点揉翳明穴，或用拇指指腹按揉翳明穴100次。能缓解夜盲、近视、远视、白内障、青光眼等眼部疾病的症状。

317 护眼按摩方——点按足临泣穴

足临泣穴位于足背外侧，第4脚趾和小脚趾中间的凹陷处。用手指指尖点按足临泣穴2~3分钟。有清头明目、舒经活络之效。

318 护眼按摩方——按揉攒竹穴

攒竹穴位于面部的眉头内侧凹陷处。用拇指或食指的指腹按揉可清热明目、祛风通络，常用于调理近视、视物不明、眉棱骨痛、眼睑下垂等。0~2岁儿童每日50次，2~4岁儿童每日100次，4岁以上儿童每日150次。

319 护眼按摩方——按揉肺俞穴

肺俞位于第3胸椎棘突下，脊柱正中旁开1.5寸处。用双手的拇指或者食指、中指两指的指端同时顺时针按揉两侧的肺俞，可增强抵抗力，促进视力健康发育。0~2岁儿童每日100次，2~4岁儿童每日200次，4岁以上儿童每日300次。

[320] 护眼按摩方——按揉涌泉穴

涌泉穴位于脚掌底部前 1/3 与后 2/3 交界处的凹陷处。用拇指的螺纹面在穴位上按揉，可改善因用眼过度引起的头痛、头晕等。0~2 岁儿童每日 50 次，2~4 岁儿童每日 100 次，4 岁以上儿童每日 150 次。

[321] 护眼按摩方——按揉天应穴

在攒竹穴（眉毛的内侧端凹陷处）和睛明穴（眼睛内眼角的内侧端内上方）中间的眼眶内侧，用拇指立起来点揉的时候，能找到一个明显的小结节即为天应穴。闭上眼睛，用拇指点揉天应穴 5~10 秒钟，会有明显的酸痛感。

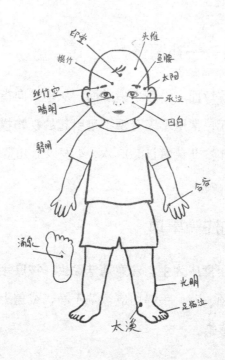

322 护眼按摩方——推坎宫

坎宫穴位于自眉头起沿眉向眉梢成一横线上。用双手拇指的指腹从眉心向眉梢沿直线分别推按坎宫 50~100 次，能醒脑、清肝、明目、止头痛。

323 护眼按摩方——清肝经

肝经位于食指螺纹面。沿着食指掌面，从拇指向指尖直推。此法可平肝泻火、息风镇惊、解郁除烦，常用于由肝阳上亢引起的眼睛红肿热痛等。0~2 岁儿童每日 100 次，2~4 岁儿童每日 200 次，4 岁以上儿童每日 300 次。

324 护眼按摩方——补肾经

肾经位于小指螺纹面。沿着小指掌面，从指尖向指根直推。此法可补肾益脑、温养下元，常用于因肾精不足引起的视物模糊等。0~2 岁儿童每日 100 次，2~4 岁儿童每日 200 次，4 岁以上儿童每日 300 次。

325 按摩疗法的注意事项

按摩疗法应采用揉压为主。注意清洁卫生，按摩手要洗净或用酒精消毒，患者的头、颈、背、手等均应清洗干净，或盖上消毒巾，以免发生局部感染或交叉感染。

326 护眼刮痧疗法——主治远视眼

先用角刮法由内向外刮拭承泣穴，以局部皮肤发红为宜，隔天 1 次；再用面刮法沿着眉毛刮拭丝竹空穴 15~30 次，力度适中，不出痧，隔天 1 次。

327 护眼刮痧疗法——主治远视眼

先用角刮法刮拭鱼腰穴 2~3 分钟，隔天 1 次；再用手指指尖按揉球后穴 3~5 分钟，每天坚持按摩。可防治眼部疾病。

328 护眼刮痧疗法——去除黑眼圈

先用角刮法刮拭睛明穴 3~5 分钟，隔天 1 次；然后用角刮法刮拭太阳穴 1~2 分钟，力度轻柔；再用面刮法沿着眼眶从内往外刮拭攒竹穴到眉尾，刮拭 3~5 分钟；最后用角刮法由内向外刮拭四白穴 2~3 分钟。

329 护眼艾灸疗法——治疗远视性弱视

儿童远视性弱视复律眼轴较短，艾灸疗法可以增加局部温度，使巩膜软化，眼压升高，促进眼轴增加。方法是佩戴艾灸眼罩，20~40 分 / 次。

330 护眼艾灸疗法——预防沙眼

先将食指和中指并拢，用两指指腹推按身柱穴 2~3 分钟；再用艾灸盒灸肝俞穴 5~10 分钟，每日 1 次。可清肝明目。

331 护眼艾灸疗法——防止青光眼

先用拇指指尖用力掐揉合谷穴 100~200 次，再用艾条温和灸风池穴 5~10 分钟，每日 1 次。

332 近视的耳穴疗法

在双耳上的肾区、肝区、心区、眼区、目1 和目 2 的位置，用王不留行籽、油菜籽、白芥子或绿豆贴压，贴压后可用手压迫增强刺激，10 天后更换，1 个疗程为 4~5 次。间隔 2 天后，再复查视力。

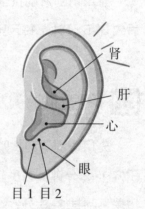

肾
肝
心
眼
目 1 目 2

333 近视的瑜伽操

预备姿势：双脚分开与肩同宽，挺胸、抬头、收腹，双目平视，两臂下垂，手心向内，放松 1 分钟。

眼球转动：先向上下，后向左右，各 8 次。再旋转眼球，即眼球先顺时针旋转，再逆时针旋转，各 8 次。转动时不要太快，转到哪个方位都应该尽力向远处看。

📅334 定志丸改善视力

准备远志（去心）、石菖蒲各 60 克，人参、白茯苓各 30 克，共同研磨成细末，用蜜制成如桐子大的丸，以朱砂为衣，每次服用 30 丸，每日服用 3 次。可调节脏腑的阴阳平衡，进而改善视力。

📅335 经典中医护眼方

准备楮实子 25 克、菟丝子 25 克、茺蔚子 18 克、枸杞 15 克，用水煎，每日 1 剂，连服 3 个月。此方可补肾调肝、疏经活络，防治近视。

📅336 护眼中草药

枸杞子味甘、性平，归肝、肾、肺经，具有补肾益精、养肝明目等功效。因枸杞子含有丰富的维生素、胡萝卜素及钙等，可以让眼睛更加健康明亮，所以又名"明眼子"。

决明子味苦、甘而性寒凉，归肝、大肠经，具有清热明目、润肠通便等功效。因其能改善目暗不明、眼睛肿痛等症状，又称"还瞳子"。

第 8 章————
护眼小厨房

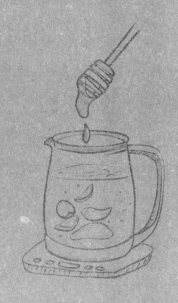

337 护眼食疗方——枸杞肉丝

准备 50 克枸杞、200 克猪瘦肉、10 克青笋及炒菜佐料适量。将猪瘦肉、青笋切成细丝，待油温七成热时，下肉丝和笋丝煸炒，加入料酒、酱油、盐、味精、枸杞翻炒。

338 护眼食疗方——猪肝鸡蛋羹

准备猪肝（羊肝、牛肝和鸡肝亦可）100 克、鸡蛋 1 颗，豆豉、葱白、食盐和味精适量。将猪肝洗净，切成片，放入锅中加水适量，小火煮至肝熟，加入豆豉、葱白，再打入鸡蛋，加入食盐和味精等调味。

339 护眼食疗方——枸杞陈皮桂圆饮

准备枸杞 10 克、陈皮 3 克、桂圆肉 10 个、蜂蜜 1 匙。将枸杞与陈皮放在用 2 层纱布做的袋内，然后与桂圆肉一同放在锅中，加水适量，用文火煮沸半小时后，取桂圆肉及汤，并加蜂蜜食用。

340 护眼食疗方——山药红枣粥

准备山药 60 克、大枣 30 克、粳米 100 克、白糖适量。将山药去皮、洗净、切成小块备用，用温水浸泡大枣 2~3 小时。将山药、大枣和粳米一同放入锅中，加水煮沸，改小火慢熬成粥，加入适量白糖即可食用。此方健脾、益气、明目。

341 护眼食疗方——丝瓜虾皮猪肝汤

准备丝瓜 250 克、虾皮 30 克、猪肝 50 克，葱花、姜丝和食用油适量。将丝瓜去皮，洗净，切成滚刀块；猪肝洗净切片；虾皮用水浸泡。起油锅，放入姜丝、葱花炒香，再放入猪肝，略炒，放入虾皮和适量清水，烧沸后放入丝瓜，再煮 3~5 分钟即可食用。

342 护眼食疗方——三仁饮

准备花生米 150 克、杏仁碎 15 克、桃仁碎 10 克。将杏仁碎和桃仁碎用纱布包好，三者一同放入锅中，加入适量水，待花生煮熟后，取出纱布包，将汤及花生米一并服下。每日 1 方，分早晚 2 次服用。此方可顺气活血、健脾、明目。

343 护眼食疗方——冰镇樱桃汁

准备樱桃 50 克、白糖 40 克、柠檬 10 毫升。先将樱桃洗净、压碎，再将樱桃和白糖一同放入锅内，加水后用小火煮 15 分钟，待冷却后，将其汁水倒入杯中，并加入适量柠檬汁和冰块即可饮用。此方降火明目，非常适宜夏天饮用。

344 黑眼圈者食疗方——木耳红枣汤

准备黑木耳 50 克、红枣 10 颗、红糖 100 克。提前将木耳用水泡发，再将木耳和红枣放入锅中，加水煮 10~20 分钟，加入适量红糖后再煮 10 分钟左右，分 2 次将木耳、红枣和汤水一同服用。此方可益气、补血、养肤。

345 黑眼圈者食疗方——蔬菜汁

准备黄瓜 1 根、胡萝卜 3 根、番茄 1 个、橙子 2 个、蜂蜜适量。将食材都清洗干净，将橙子的皮和籽去掉，切成小块，用榨汁机榨汁后，加入蜂蜜即可饮用。此方可补充多种维生素，促进身体新陈代谢，护肤效果好。

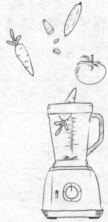

346 护眼食疗方——枸杞炖羊肉

准备羊肉 1000 克、枸杞 20 克。将羊肉洗净后，在沸水中煮熟，捞出切块备用。将羊肉和生姜片一同放入热油锅内煸炒，加入适量黄酒，再倒入砂锅中，加入枸杞、香葱、水，待大火煮沸后，改小火慢炖，待肉熟后，加盐调味，即可食用。此方补肝明目。

347 护眼食疗方——枸杞山药蒸鸡

准备母鸡 1 只，干燥的山药片 30 克，枸杞 30 克，用水泡发的香菇、笋片，火腿片适量。将母鸡去爪、去内脏，洗净，在沸水锅中焯数分钟备用。将鸡放在汤碗内，腹朝上，在其中加入山药、枸杞、香菇、笋片、火腿片、盐、黄酒、水，上锅蒸 2 小时，待鸡肉烂熟即可食用。

348 护眼食疗方——绿豆冬瓜汤

准备绿豆 300 克、冬瓜 1000 克。绿豆洗净后，用水浸泡 1 小时左右；将冬瓜去皮和瓤，洗净切块。锅中加水 500 毫升，大火煮沸，放入葱、姜和绿豆，待煮沸后，改用小火慢煮，放入冬瓜，待冬瓜软而不烂时，放入盐即可食用。此方清热明目。

349 干眼症者食疗方——百合蜂蜜饮

准备新鲜百合 100 克、蜂蜜 30 克。将百合洗净，和蜂蜜放在碗中拌匀，加水适量，用大火蒸，待水沸后改用小火，直到将百合蒸熟。可 1 次服用，也可分次服用。此方滋阴润燥。

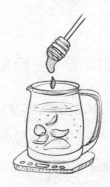

350 干眼症患者食疗方——枸杞菠菜鸡肝汤

准备菠菜 45 克、枸杞叶 30 克、熟鸡肝 50 克。将菠菜和枸杞叶切碎后，放入锅中，加水煮沸，放入鸡肝和盐，待菜熟后，倒入适量麻油即可食用。此方滋润清热、养血明目。

351 干眼症患者食疗方——银耳绿茶饮

准备银耳 30 克、绿茶 6 克、冰糖 60 克。提前将银耳用温水泡发，与绿茶一同放入锅中，加水煎煮 20 分钟左右，加入冰糖后，再煎 10 分钟，吃银耳喝汤。此方可滋阴清热。

352 慢性结膜炎患者食疗方——苦瓜荠菜瘦肉汤

准备新鲜荠菜 50 克、新鲜苦瓜 250 克、猪瘦肉 125 克。将荠菜切碎、苦瓜切块、猪肉切片备用。将猪肉放入锅中，倒入黄酒，加水煮沸 5 分钟左右，再加入荠菜和苦瓜，待菜熟后，加盐调味即可食用。此方可滋阴明目。

353 慢性结膜炎患者食疗方——枸杞竹叶饮

准备枸杞叶 30 克、竹叶 10 克。将二者放入锅中，加水适量，前后煎 2 次，每次 10 分钟左右，将 2 次汁水混合后于早晚分次饮用。此方可清肝、明目、利尿，也适用于维生素 B_2 缺乏的眼病。

354 慢性结膜炎患者食疗方——酸甜黄瓜

准备黄瓜 250 克、白糖 50 克、醋 50 毫升、盐适量。将黄瓜洗净后，两面切斜刀，用盐腌 20 分钟后，放入凉水中浸泡，去掉咸味，捞出沥干，切成长段备用。用白糖和醋调成酸甜汁，将黄瓜段放入其中浸泡 1 小时后即可食用。

355 急性结膜炎者食疗方——西瓜汁

准备西瓜瓤 500 克。将西瓜瓤捣烂，取其汁液，每日 3 次，每次 2 杯。此方解暑生津、清热退赤，非常适合夏季急性结膜炎患者，可有效缓解其眼睛红肿、分泌物多、干涩等症状。

356 急性结膜炎患者食疗方——菊花脑汤

准备菊花脑的嫩叶 250 克，洗净备用。在锅中加入适量水，大火煮沸，放入菊花脑，待水再次沸腾后，加上适量盐和麻油即可食用。此方可清热解毒、凉血退赤。

357 急性结膜炎患者食疗方——鲜藕茶

准备新鲜莲藕 60 克、蜂蜜适量。将鲜藕切碎，放入杯中，倒入沸水焖泡 10 分钟左右，加适量蜂蜜搅匀后即可饮用。此方可清热解毒、凉血散瘀，非常适合流行性出血性结膜炎患者服用。

358 视疲劳者食疗方——山药枸杞红枣汤

准备山药 10 克、枸杞 10 克、桑葚 10 克、红枣 10 颗。将其放入锅中煮 2 次，分别煮 20 分钟，再将 2 次的汤混合后，于早晚分 2 次服用。此方补肝肾、明目，适合由于屈光不正或长期使用电子产品引起的视疲劳者服用。

359 视疲劳者食疗方——老鸭汤

准备 1500 克以上的老鸭 1 只，党参、扁豆和当归各 30 克。用纱布将党参、当归包好，和扁豆一同放入鸭腹内，放在砂锅中，加葱、姜、黄酒及适量水，大火煮沸，撇去浮沫，改用小火煮至鸭肉熟烂，取出纱布包，加盐调味，再煮片刻即可食用。此方可养血明目。

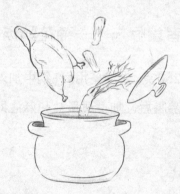

360 夜盲症患者食疗方——红薯粥

准备新鲜红薯 250 克、粳米 150 克、白糖适量。将红薯带皮切成小块后，与粳米一同放入锅中，加水煮成稀粥，待粥快熟时，加入适量白糖，再煮 3~5 分钟即可食用。此方可补充维生素 A。

📅361 夜盲症患者食疗方——黄花菜炒牛肝

准备干黄花菜 150 克、牛肝 150 克。用水将干黄花菜泡发，牛肝切成片。将二者放入油锅中煸炒，直到牛肝变色，加入适量黄酒、酱油和水，炒至菜熟即可食用。此方可清肝补肝、养血明目。

📅362 高度近视者食疗方——当归红枣赤豆汤

准备红枣 10 颗、当归 30 克（用纱布包好）、赤小豆 100 克（需用水浸泡 1~2 小时）。将三者加水煮汤，待豆子烂后，取出当归包，将汤及枣、赤小豆一并服下，可养血明目。

📅363 高度近视者食疗方——归芪牛肉汤

准备牛肉 1000 克、当归 30 克、黄芪 100 克。将牛肉洗净、切块，当归和黄芪用纱布包好，一起放入锅中，加水煮沸，撇去浮沫，加黄酒和生姜，改小火慢炖，待牛肉烂熟时取出纱布包，加盐再煮片刻即可食用。此方可益气、养血、明目。

📅364 青光眼者食疗方——紫菜白萝卜汤

准备白萝卜 250 克、紫菜 15 克、陈皮 10 克。将萝卜洗净、切丝，紫菜撕碎，陈皮用纱布包扎好后，一同放入锅中，加水煎 30 分钟左右，去掉山楂，饮汤，食萝卜和紫菜。此方可利水、清热。

365 儿童远视者食疗方——四味饮

准备干燥的桑葚子 10 克、枸杞 10 克、黄菊花 10 克、红枣 10 颗、蜂蜜 2 匙。将前面 4 种食材用水煎 2 次，每次 20 分钟，将 2 次的汤混合后，于早晚分 2 次服用。此方可益肝肾、补血、明目。

附 录

石一宁工作室视功能检查报告

日期：

姓名：　　性别：　　出生年月：　　身高/体重：　cm /　kg　　联系电话：

	眼别	球镜 s	柱镜 c	轴位 A	瞳距/瞳高	矫正视力	红绿平衡	下附加ADD
旧镜度数	右眼 OD				/			
	左眼 OS				/			
验光度数	右眼 OD				/			
	左眼 OS				/			

双眼视功能检查

检查	项目	方法	双眼 OU		参考值
			右眼 OD	左眼 OS	
1	眼位（CoverTest）	角膜映光法	正位 斜视		正位
		交替遮盖	正位 隐斜 斜视右眼 斜视左眼		正位
		遮盖去遮盖	正位 恒定斜右眼 恒定斜左眼 交替斜		正位
2	同视机（Synoptophore）	Ⅰ级：同时视	自觉：　Δ 他觉：　Δ		−1 ± 2Δ
		Ⅱ级：融合范围	散开：−　*1.75Δ 集合：+　*1.75Δ		散开：−4°~−6°，集合：25°~30°（*1.75Δ）
		Ⅲ级：立体视	有 无		有
3	Worth4 点	40 厘米 / 优眼	正常 4 右抑制 2 左抑制 3 斜视 5		4 点
		5 米	正常 4 右抑制 2 左抑制 3 斜视 5		4 点
		4孔灯抑制检测	正常 4 右抑制 2 左抑制 3 斜视 5 部分抑制 5/3 米 4/1 米 40 厘米		4 点
4	不等像（Aniseikonia）	偏振法	无 有：<3.5% 3.5~7% >7%		无

续表

检查	项目	方法	双眼 OU		参考值
			右眼 OD	左眼 OS	
5	立体视（Stereo）	偏振法/综合验光仪	有　无		有
		随机点（本/优眼）	/ "		40~60"
		Titmus立体图（大苍蝇）	40" 50" 60" 80" 100" 140" 200" 400" 800" 3552"		60"及以下
6	远水平隐斜视 (DH)	马氏杆/优眼/托灵顿	BI　△　BO　△		−1 ± 2△
		棱镜/综合验光仪	BI　△　BO　△		
7	远垂直隐斜视 (DV)	马氏杆/托灵顿	BD　△　高位眼 右眼　左眼		2 ± 2△
		棱镜	BD　△　高位眼 右眼　左眼		
8	近水平隐斜视 (NH)	马氏杆/优眼/托灵顿	BI　△　BO　△		−3 ± 3△
		棱镜/综合验光仪	BI　△　BO　△		
9	近垂直隐斜视 (NV)	马氏杆/托灵顿	BD　△　高位眼 右眼　左眼		正位 /0△
		棱镜	BD　△　高位眼 右眼　左眼		
10	调节集合/调节比 AC/A	计算法（马氏杆/棱镜）	/ △/D / D/△		6 ± 1△/D PD/10+(N−D)/2.5
		梯度法	△/D		4 ± 2△/D
	集合调节/集合比 CA/C	开窗验光仪测量法	D/△		0.5D/米角
11	远距离聚散功能（DFV）	BI棱镜	模糊点： 破裂点： 恢复点：		BI:X/7 ± 3/4 ± 2
		BO棱镜	模糊点： 破裂点： 恢复点：		BO:9 ± 4/19 ± 8/ 10 ± 4
12	近距离聚散功能（NFV）	BI棱镜	模糊点： 破裂点： 恢复点：		BI:13 ± 4/21 ± 4/ 13 ± 5
		BO棱镜	模糊点： 破裂点： 恢复点：		BO:17 ± 5/21 ± 6/ 11 ± 7

续表

检查	项目	方法	双眼 OU 右眼 OD	左眼 OS	参考值
13	聚散灵敏度（VF）	3△BI/12△BO	_____cpm（无困难　BI　困难　BO　困难　BI/BO　困难）		15cpm
14	集合近点（NPC）	推进法	_____厘米破裂　_____厘米恢复		5厘米、破裂 7厘米恢复
15	调节反应（FCC）	交叉柱镜	D		0.50±0.50D
	调节反应(MEM)	动态检影	D	D	0.50±0.25D
16	负相对调节（NRA）	近视力表（优眼/综合验光仪）	D		+2.00±0.50D
		移远法	D		+2.50D
	正相对调节(PRA)	近视力表（优眼/综合验光仪）	D		−2.37±1.00D
		负镜片法	D		−6.50D
17	调节幅度(AMP)	负球镜法	D	D	15−0.25×年龄
		推进法	D	D	2D>负球镜法
18	调节灵敏度(AF)	球镜翻转拍	_____cpm（无困难+困难-困难±困难）		双眼 8cpm
			_____cpm（无困难+困难-困难±困难）	_____cpm（无困难+困难-困难±困难）	单眼 11cpm
19	色觉（Color vision test）		红色盲　绿色盲　红色弱　绿色弱　其他		可辨识

双眼视功能诊断

非斜视性聚散功能异常	非老视性调节功能异常（药源性）	其他功能异常
□集合过度　□散开过度	□调节过度	□运动功能障碍
□集合不足　□散开不足	□调节不足	□认知、阅读障碍
□基本外隐斜　□基本内隐斜	□调节灵敏度不良	□立体视障碍
□聚散性融像功能障碍	□调节不能持久	□色觉障碍
□聚散灵敏度不足		

续表

非斜视性聚散功能异常	非老视性调节功能异常 （药源性）	其他功能异常
（一）家庭训练： 初级包：□球镜反转拍 □集合卡 □聚散球 □远近字母表 　　　　□偏心环卡 中级包：□救生圈卡 □偏心同心圆卡 □鱼骨 高级包：□棱镜反转拍 □实体镜 □注视训练簿 □扫视训练簿 弱视包：□红闪 □光刷 □实体镜 □光栅 □后像 □眼罩 　　　　□眼贴 □压贴膜 脱抑制：□脱抑制卡 □红绿扑克	诊断分析：	
（二）视功能训练： 调节不足：□反转拍（－）□远近字母表 □直线机（－） 　　　　　□优眼调节训练 调节过度：□反转拍（＋）□远近字母表 □直线机（＋） 　　　　　□优眼调节训练 聚散问题：□棱镜反转拍 □聚散球 □智能增视仪 集合问题：□集合卡 □偏心环卡 □救生圈卡 □偏心同心圆卡 　　　　　□鱼骨卡 □可变矢量图 □固定矢量图 　　　　　□裂隙尺 □同视机 □ VTS 集合训练 散开问题：□偏心环卡 □偏心同心圆卡 □可变矢量图 　　　　　□裂隙尺 □同视机 □ VTS 散开训练	方案设计：	
（三）单病种训练： 散光：□逆轴散光镜直线机 □反转拍等各项调节训练 　　　（可加散光镜） 初发近视：□直线机 □反转拍 □ 15 点眼肌训练仪 中度近视：□直线机 □反转拍 □ 15 点眼肌训练仪 外斜视：□加底向外棱镜直线机 □棱镜反转拍（BO） 　　　　□ VTS 集合散开训练（BO） □固定矢量图（50 序） 　　　　□裂隙尺 □同视机（BO） □可变矢量图（500 序） 短眼轴高度远视型弱视：□灸疗 □弱视训练（VTS） □智能增 　　　　　　　　　　视仪看近训练 □ 15 点眼肌训练仪（5 档） 屈光参差：□实体镜 □单眼分别训练反转拍 □直线机 　　　　　□同视机 □ VTS（同时知觉）		医生签字：

对比分析

（　）月效果分析	改善	达标	变差	原因	
				客观	
				主观	

配镜处方

眼　别	球镜 S	柱镜 C	轴位 A	瞳距 / 瞳高	矫正视力	ADD	PΔ
右眼 OD				/			
左眼 OS				/			

检　影

OD	OS

___

粘贴栏

电脑验光眼压

小瞳　睫麻　训练后　片上

石一宁工作室眼健康自查自检表

眼健康自查自检表	正在执行的方案及执行情况，根据自己的情况填写	存在不足及改善措施
生活习惯		
饮食习惯		
学习行为		
全身状态		
眼健康知识学习		
物理		
光学		
药物		

治疗方案 1：健康行为建议建立——石一宁 11 项眼健康档案　停止弱视训练 / 人造光

生活习惯：早睡早起恢复正常生物钟；午休 30 分钟；接触自然光线 6 小时 / 日；有氧运动 / 跳绳 30 分钟 / 日；小快步 2 步 / 秒；课间外出 10 分钟，游泳 / 乒乓球 / 水上乐园；太极拳；头位 / 睁眼 10 秒 /40 次 / 提眼睑训练；保持仰卧睡姿，禁左侧，禁右侧；保持刘海在眉毛以上；电动牙刷；屋顶灯暖光 LED 磨砂白炽灯 / 桌左前 40W/ 顶灯 60W；关灯睡觉；睡袋 / 肚兜；以步代车代电梯；爬楼梯 6~10 层。

饮食习惯：加强咀嚼 / 苹果 / 沙拉 / 馕 / 禁口香糖 / 禁糖 / 禁膨化食品 / 自制冰棍；积极乐观开朗外向情绪；全麦糙米杂粮；减 50~100 克主食，40 种食物 / 周，家长做法单一，全脂奶，全蛋；煮沸自来水 / 禁止人造饮料；高度近视禁止撞击性运动；铁锅炒菜。

学习行为：休学；停乐高，停奥特曼飞片；限制 / 禁止电子设备使用 / 抖腿 / 挤眼；可调书桌 80 厘米宽，原木色，哑光，书桌靠窗边，调整写字及握笔姿势，练习毛笔字；双肘在桌上；阅读 30 分钟远眺；3 个 20；3 个 1；近视防控笔，以听代视，节约用服。

全身状态：预防感冒 / 捏鼻翼 / 不发烧，过敏 / 禁激素，幼儿园下午接回，口腔，耳鼻喉，暴露肢体，低体温，禁焦虑，关注身高；鼓励孩子语言表达能力，不鼓励哭；任脉，穴位为睛明、承泣、球后、瞳子髎、丝竹空、鱼腰、攒竹、风池、太阳；三好学生为身体好、心理好、学习好。

眼健康知识：《拒绝近视》/《近视手册》等图书；每周吃 40 种食物。

治疗方案 2：物理疗法建议——自然光线下！非人造光！脱镜 / 逆轴镜

□双眼视功能训练初 / 中 / 高级包，回定矢状 / 可变矢状 / 偏心同心圆（早 / 中 / 晚，15 分钟 / 次)1 种 / 天　3~5 分钟 / 次　打卡

□散光：追踪 / 扫视 / 整合 / 闭合 / 信息处理 / 手眼脑 / 笔尖训练 / 直线机 / 同视机 /VR/ 电动反转拍 / 棱镜反转拍

□反转拍／聚散球／集合卡／字母表／鱼骨卡／救生圈／注视／偏心环（早／中／下／晚，15分钟／次）

□刘石氏贴：冷散4℃，右／左／双眼，早／中／下／晚，5~15分钟／次，2分钟6~7次／日

□远视弱视：红闪／光刷／实体镜／光盘训练（右／左／双眼，早／中／下／晚，15分钟／次）看 iPad OD OS

□单眼弱视：遮盖眼贴／药物雾视(1%阿托品　赛飞杰　右／左／双眼　早／中／晚)

□光学雾视（眼镜右／左眼＿＿小时／日）／压抑膜　热敷39℃

□睑板腺功能障碍：灸疗(39℃,右／左／双眼,早／中／下／晚,＿＿分钟／次)

□肥皂洗睫毛根部　热敷　睑板腺按摩　手卫生

□清洗液／无薄荷冰片：右／左／双眼，2~3次／周，点后提上睑、转眼、眨眼2~3次

□奈敏维眼液：点右／左／双眼，2~3次／日，点后提上睑、眨眼2~3次

□刘光汉散　喷鼻　喷咽　喷雾　刘氏病毒灵　窦炎灵　百炎平和血熄风散每次3~5粒，一天3次，20天

□泪释：每次1或2包，2次／日，20天停10天，3个月一个疗程

□眼保健操：穴位　禁压眼球　闭眼10秒改善泪膜

治疗方案3：光学桥正建议——OK镜/RGP/安全应用宣教/60%湿度

配镜：OK镜／戴镜写作业／日戴；RGP/夜戴/12小时　23小时　47小时　71小时；Disc/无应力／美德可儿／成长乐／周边离焦镜／新乐学／星趣控／变色框架镜／脱镜／近附加镜／读写镜／偏光墨镜／湿房镜／运动保护眼镜／户外针孔镜／双光镜／渐进镜／棱镜／屈光参差片

方案：＿＿小时／日，日间／夜间睡眠时／视远时佩戴或连续佩戴＿＿小时，取镜休息＿＿小时　湿度60%

治疗方案4：药物建议——安全用药宣教　冲击疗法10天　1月　3月；发烧、全身病暂停

□叶黄素片／无糖：1片／小时，咀嚼5分钟，6~8次／日

□与坚果／肉干／干果／水果一起咀嚼　右侧／左侧

□近释／泪释：每次1或2包，2次／日，交替早餐随餐

□刘石氏饮：口服，1包或2包／次，1次或2次／日，空腹　睡前

□思利巴片：口服，每次1或2片，1片／次，2片／次，___次／日，5日／周，3周／月，早／中／下随餐／餐后　用1月停1月

□复方樟柳碱注射液：颞侧皮下注射，右／左／双侧，每侧___毫升／日，5日／周，3周／月

使用不同眼药水须间隔5分钟／滴药后保持正常闭眼并轻按泪囊区5~15分钟　停药　大人不能试用

□常规／强化：赛飞杰眼液：2滴，点右／左／双眼，下午5：00、5：05、5：10各1次，5日／周，3周／月

□周一、三、五右眼，周二、四、六左眼；周一、四右眼，周二、五左眼，训练后，写作业前，戴镜／不戴镜

□___%阿托品：1滴，点右／左／双眼，早／中／下／晚各一次，1~4周；托比卡胺：写作业前／睡前／睡后

□1%阿托品1~5周，1、3、5周，1~4周，5~6周，5周　右／左／双眼／交替／隔周／隔2周，1次1微滴下午5：00

□强化／常规：美开朗眼液：1滴，点右／左／双眼，早／中／下／晚，5日／周，3周／月

□强化／常规：拉坦／苏为坦／卢美根／苏力坦／派立噻／派立明／贝特舒／沐利汀／阿法根：1滴，点右／左／双眼，早／中／下／晚

□匹罗卡品：1滴，点右／左／双眼，2~3次／日

□加替沙星眼液：1滴，点右／左／双眼，___次／日　OK/RGP急救用

□维生素A眼用凝胶／小牛血点：右／左／双眼，2~3次／日

□氨碘肽：点右／左／双眼，3~7次／日　善存／丹参／葛根／维生素B_{12}／胞

磷胆碱

　　□施图伦眼液 / 托比卡胺：1 滴，点右 / 左 / 双眼，3 次 / 日

　　□润眼液 / 接触镜护理液 / 除蛋白液，每周 1 次，每周定时清洗吸棒 / 镜盒 / 清洗液 1~2 次

　　治疗方案 5：手术 / 激光建议

　　□斜视 / 预防性赤道 PRP 激光 / 小梁成形术激光 / 倒睫 / 霰粒肿切除 / 白内障手术